Dr Ad. BONNAIRE

MÉDECIN INSPECTEUR DES ENFANTS ASSISTÉS DU RHÔNE
ET DU SERVICE DE LA PROTECTION DES ENFANTS DU PREMIER ÂGE

LA SANTÉ

PAR

LE GRAND AIR

LES ŒUVRES DU GRAND AIR

COLONIES DE VACANCES
LES ENFANTS A LA MONTAGNE — FERMES — INFIRMERIES
SYNDICATS OUVRIERS ET CURES D'AIR

PRÉFACE DE

Gabriel BONVALOT

> Si l'on veut atteindre la tuberculose,
> maladie sociale, dans son expansion,
> c'est chez l'enfant, d'abord, qu'il faut
> la reconnaître et la combattre.
>
> Professeur GRANCHER

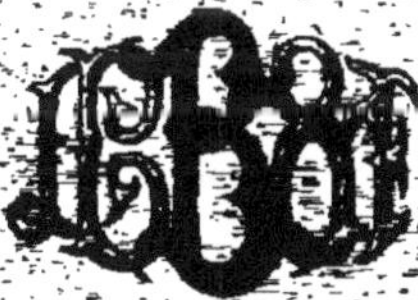

PARIS

LIBRAIRIE J.-B. BAILLIÈRE ET FILS

RUE HAUTEFEUILLE, 19, PRÈS DU BOULEVARD SAINT-GERMAIN

1906

Tous droits réservés

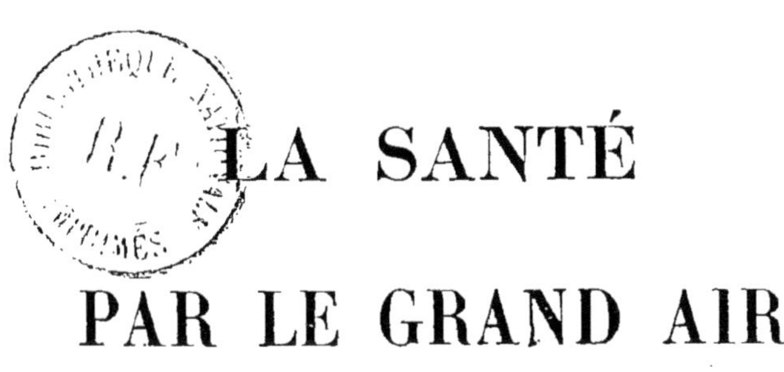

LA SANTÉ
PAR LE GRAND AIR

A. BONNARD.

1

ANGERSTEIN et ECKLER. — **La Gymnastique à la maison, à la chambre et au jardin.** 1892, 1 vol. in-16 de 152 p., avec 55 fig. . . . . 2 fr.
— **La Gymnastique des Demoiselles.** 1892, 1 vol. in-16 de 168 p., avec 55 fig. . . . . 2 fr.
BROUARDEL (P.). — **La Lutte contre la tuberculose.** 1901, 1 vol. in-16 de 208 pages . . . . 2 fr. 50
COLLINEAU (A.). — **L'Hygiène à l'école.** Pédagogie scientifique. 1 vol. in-16 de 314 p. avec 59 fig. . . . 2 fr.
COUVREUR (E.). — **Les Exercices du corps,** le développement de la force et de l'adresse, étude scientifique, par E. Couvreur, chef des travaux de physiologie à la Faculté de médecine de Lyon. 1 vol. in-16 de 341 pages, avec 78 figures, cart. . . . . 4 fr.
DUPUY (L.-E.). — **Le Mouvement et les exercices physiques.** Préface par Dastre, professeur à la Faculté des sciences de Paris. 1893, 1 vol. in-8, 344 p., 139 fig. 5 fr.
FOVILLE (A. de). — **Les nouvelles Institutions de bienfaisance,** les dispensaires pour enfants malades, l'hospice rural, par A. de Foville, inspecteur général des établissements de bienfaisance. 1 vol. in-16 de 255 pages, avec 10 planches . . . . 2 fr.
GUIMBAIL. — **La Thérapeutique par les agents physiques.** Hydrothérapie, électrothérapie, thermothérapie, frigothérapie, kinésithérapie, climatothérapie, thalassothérapie. 1900. 1 vol. gr. in-8 de 568 pages . . 10 fr.
LA HARPE (E. de). — **Formulaire des stations d'hiver, des stations d'été et de la climatothérapie.** Introduction par le Dr A. Labat. 1896, 1 vol. in-18 de 303 pages, cartonné . . . . 3 fr.
LERNE (J. de). — **Comment devenir fort.** 1902. 1 vol. in-18 de 276 pages . . . . 3 fr. 50
— **Le Perfectionnement de l'homme.** 1904, 1 vol. in-18 de 300 pages . . . . 3 fr. 50
MONTEUUIS. — **Les Enfants aux bains de mer.** 1889, 1 vol. in-16, 168 pages. . . . . 2 fr.
RIANT. — **Le Surmenage intellectuel** et les exercices physiques. 1888. 1 vol. in-16 de 312 p. . . . 3 fr. 50
SAINT-VINCENT (A.-C. de). — **Nouvelle Médecine des familles** à la ville et à la campagne: remèdes sous la main, premiers secours avant l'arrivée du médecin ou du chirurgien, art de soigner les malades et les convalescents. 14e *édition,* 1905, 1 vol. in-18 de 462 p. avec 129 fig, cart. 4 fr.
SCHROTTER. — **Hygiène des poumons.** *Édition française* par le Dr Baradat, 1 vol. in-18 de 160 pages avec fig. 2 fr.

DIJON. — IMP. DARANTIERE

D^r Ad. BONNARD

MÉDECIN INSPECTEUR DES ENFANTS ASSISTÉS DU RHÔNE
ET DU SERVICE DE LA PROTECTION DES ENFANTS DU PREMIER AGE

LA SANTÉ

PAR

LE GRAND AIR

LES ŒUVRES DU GRAND AIR

*COLONIES DE VACANCES
LES ENFANTS A LA MONTAGNE — FERMES — INFIRMERIES
SYNDICATS OUVRIERS ET CURES D'AIR*

PRÉFACE DE

Gabriel BONVALOT

Si l'on veut atteindre la tuberculose,
maladie sociale, dans son expansion,
c'est chez l'enfant, d'abord, qu'il faut
la reconnaitre et la combattre.

Professeur GRANCHER.

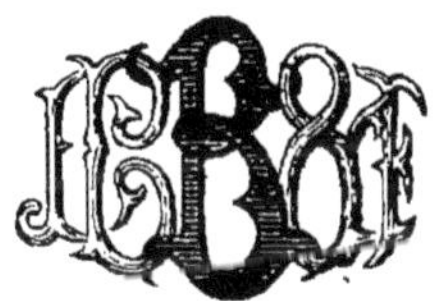

PARIS

LIBRAIRIE J.-B. BAILLIÈRE et FILS

RUE HAUTEFEUILLE, 19, PRÈS DU BOULEVARD SAINT-GERMAIN

1906

PRÉFACE

On célèbre à tout propos les beautés de notre civilisation. On nous explique que l'homme est d'autant plus avancé qu'il a plus de besoins. En regardant les choses de près, on s'aperçoit qu'il faut en rabattre et que le tableau brillant a ses ombres. La liste des méfaits de notre civilisation est assez longue.

On pousse vraiment les choses à l'excès, et la tendance à négliger le nécessaire pour le superflu et l'inutile, est déplorable. Compliquer sa vie au point d'en contracter des maladies mortelles me paraît une folie. Il serait préférable de la simplifier et de s'organiser de façon à vivre sainement et à penser de même. Est-il permis d'espérer que le singulier animal qu'est l'homme réalise un jour cet idéal, lorsqu'on voit ce qui se passe dans nos villes ?

L'homme civilisé s'applique, on le dirait, à prendre le contre-pied de la nature. Il est si pressé qu'il invente mille moyens ingénieux pour gagner du temps. Il rogne même sur les heures consacrées à la cuisine et aux repas, il se nourrit à la hâte, mal et industriellement. Le déjeuner tend à devenir l'accessoire et l'apéritif le principal. La mode se répand d'économiser sur la nourriture pour s'habiller mieux et l'on achète les vivres le moins coûteux. Naturellement les marchands font au goût des consommateurs, d'où les potages en rouleaux, les œufs en flacons (jaunes et blancs séparés) et tant d'autres conserves bizarres dont les ménagères font usage au détriment de la santé; ajoutez à cela nombre d'aliments privés de leurs ferments digestifs par la stérilisation. La crainte des microbes étant devenue plus populaire qu'on n'imagine, il arrive qu'on a tellement peur des mauvais, qu'on ne songe plus qu'à les endormir, au lieu de fortifier les bons. On m'a dit qu'il y en avait de bons.

L'extension de l'industrie a causé l'entassement des êtres humains, et, chose que nul n'aurait pu prévoir, ils ont fini par mener une vie artificielle, contraire à toutes les lois de l'hygiène, et même ils se sont privés de l'air respirable.

Les civilisés ont prétendu pouvoir se passer de la nature et adapter leurs corps et leurs cervelles aux exigences d'un surmenage déraisonnable. A ce métier, corps et cervelles se détraquent.

Les habitants des villes dont les ressources sont suffisantes, réparent les brèches qu'ils font à leur santé, en consacrant chaque année quelques mois à un séjour à la campagne. Un trop grand nombre d'entre eux, car l'ennui des oisifs est insatiable, mènent il est vrai, sur les plages, un train qui ne ressemble pas au repos.

Les travailleurs, les employés, pour qui les vacances sont denrée rare, sont condamnés à passer les chauds étés dans les villes, où leurs enfants s'anémient et s'étiolent. En particulier, les progrès que font les maladies des organes respiratoires sont effrayants.

Il importait de venir en aide aux déshérités de la fortune. En attendant le jour lointain où les villes seront assainies par des espaces libres, ménagés avec discernement, de manière à donner aux êtres humains l'indispensable part d'air et de lumière ; en attendant que les mœurs aient changé et que certains d'entre nous renoncent au trompe l'œil d'un faux luxe pour la solidité d'une table réconfortante ; en attendant la disparition des aliments falsifiés et des cervelles sophistiquées, il fallait tenter d'enrayer le mal.

Des gens de bien ont cherché les moyens ; ils n'en ont pas trouvé de meilleur que de s'occuper d'abord des enfants, et de combattre les premiers symptômes de tuberculose et de chlorose par un séjour à la campagne, durant la belle saison d'été.

L'auteur de ce livre a lui-même prêché d'exemple et il a le grand avantage de parler par expérience. Il nous raconte ce qui a été fait à l'étranger et en France. Il dit en un style clair les essais, les méthodes diverses, les erreurs. Il explique quelle est la meilleure organisation, la surveillance la plus pratique, la nourriture la plus adaptée, les vêtements les plus commodes, pour les personnes à qui l'on rend la santé par le grand air.

Le lecteur trouvera toutes les indications nécessaires dans ce livre, qui est un véritable manuel à l'usage de ceux qui pensent avec raison que la bienfaisance doit être préventive.

La bonté, pratiquée avec bon sens et intelligemment appliquée, devient une sorte de placement avantageux pour la société, puisqu'elle augmente la valeur physique et morale de l'individu, aussi bien de celui qu'on aide que de celui qui aide.

Le lecteur verra que le bien n'est pas facile à faire : les premiers intéressés sont parfois rétifs au début ; les parents, gâtés par les habitudes de la politique alimentaire, se soustraient volontiers aux engagements qu'ils ont pris. Mais ces difficultés donnent du piquant aux entreprises, elles en sont le sel : avec un peu de persévérance, on les surmonte. Au reste, l'auteur est plein d'entrain, il plaide la cause utilement et avec une chaleur qui se communique. Nous ne doutons pas qu'il ne convainque et ne décide à l'effort les hommes de bonne volonté encore nombreux dans notre France.

Gabriel BONVALOT.

LA SANTÉ PAR LE GRAND AIR

AVANT-PROPOS

Les naturalistes prétendent que le milieu crée l'espèce. Ne pourrait-on pas dire, avec non moins d'exactitude, que le milieu social crée l'individu. Soit dans l'ordre moral, soit dans l'ordre physique, l'homme subit sans cesse le contre-coup de l'ambiance dans laquelle il est plongé.

Si parfois nous sommes frappés de la rapidité avec laquelle les idées s'échangent, les opinions se forment et se modifient dans l'atmosphère intellectuelle, combien plus grande serait notre surprise si nous pouvions suivre, avec la même attention, les modifications que font subir à l'être humain les conditions diverses d'aération, d'éclairage, d'habitation, d'alimentation. Ces conditions d'existence sont essentiellement variables et suivent les changements économiques au milieu desquels les peuples évoluent.

En notre siècle de vie à la vapeur, de vie à l'électricité, l'industrie s'est développée aux dépens de l'agriculture ; aussi l'agglomération s'est-elle imposée comme une dure nécessité. Les unités vivantes se sont serrées les unes contre les autres, elles ont économisé l'espace, se limitant la quantité d'air à respirer ; elles en sont arrivées à vivre sans soleil et même souvent sans lumière.

Si les nouveaux citadins semblent résister quelque temps aux atteintes fatales de ce milieu anti-biologique, c'est qu'ils ont des réserves de forces que leurs ascendants ont puisées dans l'atmosphère vivifiante de la campagne.

Mais rapidement, ces déracinés ne peuvent plus donner naissance qu'à des descendants dégénérés, présentant un terrain physique tout prêt à l'ensemencement de ces moisissures malsaines qu'on appelle la tuberculose, la syphilis, le rachitisme et un terrain moral n'offrant aucune résistance aux tentations de l'alcoolisme.

La civilisation, à côté de découvertes merveilleuses, de transformations inattendues, nous a apporté *la déchéance physique* contre laquelle nous avons le devoir de lutter, sous peine de voir bientôt un arrêt ou une fâcheuse déviation du progrès social.

En effet, une évolution vers le mieux ne peut être dirigée que par des hommes sains de corps et d'esprit ; par des cerveaux bien équilibrés, servis par des organes à la fois solides et souples.

En un mot, à mesure que les progrès de la civilisation s'affirment et que l'évolution sociale se fait,
il faut des hommes plus robustes, des hommes dont
la poitrine soit plus large et dont l'intelligence soit
plus nette.

C'est précisément le contraire qui arrive : *l'équilibre entre le travail à produire et l'effort nécessaire
pour l'accomplir est depuis longtemps rompu.*

La somme de travail indispensable augmente sans
cesse et l'énergie s'épuise de plus en plus.

Ce milieu artificiel, que les conditions économiques
nouvelles ont créé, est donc mauvais. L'air pur y
manque, on y étouffe ; le soleil, ce grand purifica-
teur, y luit trop rarement par suite de l'exiguité des
logements, des écoles et des ateliers. A ces causes
de déchéance s'ajoutent encore : le surpeuplement,
la désertion incessante des campagnes, l'alimentation irrationnelle de l'ouvrier, le travail de la femme
dans l'atelier, qui ruine le foyer ; le luxe immodéré,
fait de parade et de clinquant, qui remplace le con-
fort ; enfin le surmenage nécessaire pour faire face
aux dépenses de cette vie intensive spéciale, mélange
d'alcool, de café-concert et de réunions publiques.

En face de cette situation, créée par des conditions
sociales nouvelles, *la société a des devoirs nouveaux.*

La société, comme l'Etat, est un être vivant dont
tous les organes sont solidaires, comme les branches
et les feuilles le sont du tronc qui les fait pousser.

Dans l'organisme humain, le cerveau ne peut fonctionner utilement si l'estomac n'est pas sain, si l'intestin, tributaire du foie, assimile mal ; si les poumons, la moelle, les reins sont mal irrigués par le sang.

De même, une partie de la nation ne peut souffrir, sans que les autres en subissent le choc en retour.

La maladie des uns est la maladie des autres.

Comme l'a dit M. Léon Bourgeois, dans son discours d'ouverture à la commission permanente contre la tuberculose : « Le tuberculeux est presque toujours la victime d'un fait social : la rencontre d'un germe, provenant du milieu où il vit et d'un terrain constitué par l'organisme même du tuberculeux, créé par l'ambiance, et dont les facteurs sont la naissance, l'éducation, les conditions du travail, l'alimentation insuffisante, les conditions en un mot de la vie quotidienne. Ces conditions font du tuberculeux une victime d'un état social et, en retour, il devient pour la société la cause d'un péril, un foyer de danger et de mort. C'est un *risque mutuel* qui fait que l'individu et la société ne cessent de réagir l'un sur l'autre, en mal comme en bien. »

Nous voici donc en face d'un grand mal social qui depuis longtemps préoccupe bon nombre d'esprits clairvoyants et de citoyens soucieux de l'avenir de leur pays.

Mais que faire ? Quel remède apporter à ce malaise ?

Que chacun, selon son dévouement d'abord, ses forces ensuite, apporte sa pierre, si petite soit-elle, et un contrefort puissant consolidera bientôt l'édifice lézardé.

Le traitement sera long, car il ne s'agit pas d'une panacée à découvrir, mais d'un ensemble de réformes à réaliser qui modifieront peu à peu les individus et les mœurs de la nation.

Il faut, pour réussir dans cette lutte de longue haleine, une organisation méthodique, une discipline sévère de tous les efforts bienfaisants, soit publics, soit privés.

Ne pouvant embrasser l'horizon, trop vaste pour nous, de toutes les réformes nécessaires, nous nous contenterons d'étudier, aussi complètement que possible, un seul point de l'immense programme social qui se dresse devant nous.

Nous désirons, en écrivant ces quelques pages, mettre le grand public au courant de ce qui a déjà été fait, pour modifier le terrain biologique de l'individu ; nous désirons l'intéresser à cette œuvre de régénération nationale, et, le bon exemple aidant, provoquer des concours nouveaux.

On a eu raison de chercher à tirer l'enfant de l'atmosphère malsaine dans laquelle il se développe mal ; on a eu raison d'arracher à la ville cette plante délicate, qui pâlit faute d'air et de lumière, pour la transplanter dans un milieu plus riche en oxygène, où elle puisera une sève nouvelle; on a eu raison de chercher à ouvrir à ces jeunes intelligences des horizons nouveaux, bornés jusque-là aux murs du taudis, à la rue étroite privée de soleil, aux cheminées noires de l'usine.

Fortifier le corps, développer l'intelligence, rendre meilleur, tel est le triple but des œuvres du grand air que nous allons étudier.

CHAPITRE PREMIER

LA CLASSE OUVRIÈRE DES VILLES

Exode rural et tuberculose. — Encombrement des villes.
— Oxyde de carbone et chauffage. — Alimentation
irrationnelle de l'ouvrier. — Alcoolisme. — Intéressante statistique des enfants assistés placés à la
campagne.

Avant d'étudier l'organisation des œuvres du
grand air, et particulièrement celle descolonies de
vacances, il nous a paru utile de jeter un coup d'œil
sur la situation sanitaire de la classe ouvrière des
villes, pour laquelle ces œuvres ont été fondées.

Cette étude nous permettra d'entrevoir tous
les services qu'elles pourront rendre lorsqu'elles
se seront généralisées. Elle nous permettra aussi
d'apprécier tout le mérite des hommes de bien
qui en ont eu l'idée première, qui les ont fondées
et dirigées. Il a fallu, en effet, aux promoteurs
de ces œuvres, une prévoyance rare, un amour
sincère de leur pays, un sentiment très haut de

la justice et une conscience très nette de leurs devoirs de solidarité sociale.

Fournir aux travailleurs ce levier puissant, indispensable, qui est la santé, n'est-ce pas la meilleure action qu'on puisse faire? Qui pourrait nous dire le nombre d'ouvriers honnêtes et vaillants qui sont tombés, eux et leur famille, dans la déchéance et l'abandon complet d'eux-mêmes, parce que la santé un moment leur a fait défaut?

Par leur exemple, ces hommes d'initiative bienfaisante ont fait comprendre à ceux que la fortune a comblés, qu'ils avaient des devoirs à remplir envers leurs frères malheureux, envers les vaincus de la vie; qu'enfin, il y avait comme une injustice à réparer envers les enfants du peuple, innocentes victimes de transformations sociales mal préparées.

Le Dr Lancry, le propagateur aussi éloquent que convaincu des jardins ouvriers (1), commence ainsi son rapport au Congrès d'hygiène sociale d'Arras.

(1) Voyez aussi Lancry, *le Jardin ouvrier et la dot terrienne* (*Annales d'Hygiène*, sept. 1905).

« *Une comparaison.* — Si, au temps des *Contes de Perrault*, quelque génie malfaisant s'était imaginé de pousser et de faire vivre, dans les eaux saumâtres d'un estuaire, quelques-uns des bancs de poissons qui vivent en haute mer, quel aurait été le résultat de cette fantaisie? Aurions-nous vu, sous l'influence de la sélection naturelle, de la concurrence vitale, de l'adaptation des organes, se produire des espèces nouvelles et perfectionnées? Ou bien ces malheureux poissons, arrachés à leur milieu normal et aux conditions d'existence désirées par la nature, ne se seraient-ils pas vus, peu à peu, atteints d'*étiolement*, envahis de *neurasthénie*, minés de *consomption*, puis diminués dans le *nombre* et la *vitalité* de *leur progéniture*, finalement frappés de *dépopulation* et voués à la disparition des individus et à l'*extinction de la race?*

« *Emigration des campagnes.* — Ce n'est pas, hélas, sur les poissons de la mer, mais sur nos si belles populations rurales françaises, que le génie malfaisant dont je viens de parler, a exercé sa funeste influence. Depuis une cinquantaine d'années surtout, nous avons vu nos paysans abandonner la terre bienfaisante qui leur convient et qui les avait faits ce qu'ils étaient : des hommes capables de soutenir pendant vingt-cinq années les guerres continuelles de la Révolution et de l'Empire, pour venir sur l'asphalte et les pavés, entre des séries de murailles

A. BONNARD.   2

ajourées de portes et de fenêtres, en des habitations veuves de soleil et de verdure, dans une atmosphère meurtrière, même aux plantes, essayer de créer une race humaine supérieure, dont le superhomme serait le type et le parisien aborigène l'échantillon... si le parisien aborigène, le parisien issu d'aïeux parisiens, n'était pas un mythe ! »

Cette désertion en masse des campagnes dont le Dr Lancry nous expose les dangers d'une façon si pittoresque, nous est également révélée, dans toute sa cruelle réalité, par les statistiques publiées pendant ces soixante dernières années.

Comparons, en effet, comme l'a fait le Dr Boureille (1), les données fournies par les recensements de 1832 et de 1891.

En 1832, c'est la France de Louis-Philippe : les routes sont rares et très mal entretenues, les moyens de communications lents et coûteux, aussi le provincial reste-t-il chez lui ; son horizon est borné à son département, souvent à son arrondissement. Le paysan reste attaché à la terre qui le nourrit, sort rarement de sa commune. Aussi, c'est à peine si les départements les plus voisins

(1) *Journal d'hygiène,* août 1904.

de Paris donnent quelques immigrants. La Nor-
mandie, l'Ile de France, la Champagne, font tous
les frais du mouvement vers la grande ville.

Mais en 1891, tout est changé : les chemins de
fer, le télégraphe, le téléphone font communiquer
constamment des régions qui jadis s'ignoraient ;
les distances sont supprimées ; Paris n'est plus
qu'à 12 heures de Marseille ; Paris et les grandes
villes ont attiré la France, aussi la première zone
d'immigration s'est-elle étendue aux provinces
les plus reculées.

Cette venue à Paris, dit le Dr Bourcille, est
montée du simple au double, au triple, au quin-
tuple. Dans certains cas, elle a décuplé et plus.
L'ensemble de la Bretagne (5 départements)
passe de 11.500 à 88.100 en 60 ans. Les Pyrénées
(6 départements) fournissent à Paris 32.500 habitants en 1891, contre 5.600 en 1832. Le Berry et
le Nivernais, 82.000 contre 7.900. Enfin, en un
demi-siècle, 21 départements décuplent leur
exode vers Paris : 270.000 en 1891 contre 32.000
en 1832.

Cette immigration continue s'étend naturellement à toutes les grandes villes de France. « En

1846, en France, écrit Vanderwelde, 24 0/0 de la population totale habitaient dans les villes, aujourd'hui la proportion est de 37 0/0, et on calcule que, tous les cinq ans, près de 300.000 Français viennent, de la campagne, s'établir dans les villes. »

Pour loger tous ces nouveaux arrivants, les villes ont dû s'agrandir, se doubler, se tripler ; malheureusement, l'espace étant restreint, et le terrain étant devenu fort cher, c'est en hauteur qu'elles se sont développées. Des maisons de 6 et 7 étages se sont dressées sans que les rues se soient élargies proportionnellement, de sorte que, la moitié au moins des appartements ne peuvent recevoir la lumière bienfaisante du soleil, et, à peine, la quantité d'air suffisante.

Qui ne s'est senti ému en parcourant les rues noires, au relent de moisi, de certains quartiers ouvriers ? Qui ne s'est senti le cœur serré, en entrant dans ces logements, dans ces chambres obscures, donnant sur des courettes humides, étroites, que n'a jamais égayés un rayon de soleil ?

Les physiologistes ont calculé qu'il fallait à l'homme environ 10 mètres cubes d'air pur, par

heure, pour vivre. Où les trouver ces 10 mètres
cubes d'air pur dans ces milliers de petits logements, où vivent entassées 5, 6 et parfois 10 personnes, où il n'y a place que pour 3 ou 4? Cet
encombrement, uni à la misère, est un des facteurs
les plus puissants de mortalité. Dans les quartiers
riches de Paris, percés de larges boulevards
(Champs-Élysées), la mortalité pour 10.000 habitants est de 10, tandis que, dans les quartiers
pauvres (Plaisance), elle atteint le chiffre fantastique de 104!!!

Le manque d'air pur est encore aggravé par
cette détestable habitude qu'a l'ouvrier, de n'ouvrir presque jamais les fenêtres de son logement.
L'atmosphère y est irrespirable, surchauffée, em-
poisonnée par des poêles de fonte ou des fourneaux
mal joints, qui laissent échapper à jet continu,
de l'oxyde de carbone. Comme nous le verrons
plus loin pour l'alimentation, le chauffage est
irrationnel au dernier point. On cherche à produire le maximum de chaleur avec un minimum
de combustible, problème qui ne peut se résoudre
sans augmenter beaucoup la production d'oxyde
de carbone. Les poêles mobiles donnent 15 à

16 0/0 de ce gaz essentiellement meurtrier, puisque l'air qui en contient seulement un millième à 1/10.000 est déjà toxique. Que d'empoisonnements lents ont causés tous ces engins à combustion lente (phares, calorifères à air chaud), dont la canalisation n'est jamais et ne peut jamais être étanche !

Il y a déjà dix ans qu'Henri Moissan dénonçait à l'Académie de médecine ce nouveau péril urbain ; mais, sourd aux avertissements de la science, on se chauffe toujours davantage, on dépense de moins en moins, on s'intoxique de plus en plus, et tout le monde est satisfait.

Un autre élément de déchéance physique, c'est la mauvaise alimentation, ou plutôt l'alimentation irrationnelle de la classe ouvrière.

Le lecteur nous excusera d'insister un peu longuement sur ce sujet, car l'alimentation défectueuse nous paraît constituer un facteur de prédispositions aussi important, sinon plus que le précédent. On a écrit des milliers et des milliers de brochures contre l'alcoolisme, on semble avoir tout dit, tandis que la campagne en faveur de l'alimentation bien comprise semble à peine ébauchée.

M. Paul Diffloth, dans un excellent article (1), nous donne à ce sujet des renseignements des plus intéressants.

« L'accroissement réel des salaires a porté ses effets améliorateurs uniquement vers la recherche des plaisirs factices et du faux luxe, sans qu'aucune partie de cet argent ait servi à accroître la qualité des denrées alimentaires ; l'ouvrier moderne, dont la paye a doublé depuis 1840, consacre à son alimentation une somme relativement beaucoup plus faible que son ancêtre, manouvrier sous la Restauration.

« Les cours du pain, de la viande, des légumes, n'ont pas suivi parallèlement l'élévation des salaires ; comme des charges plus lourdes pesaient sur les producteurs et que des impôts de jour en jour grossissants grevaient la matière première, le producteur a dû lutter contre cette dépression ou cette stagnation des prix de vente, en réduisant ses frais et ses dépenses par l'emploi de matières d'une valeur évidemment plus faible, ou par la surproduction.

« *La recherche du meilleur marché*, qui caractérise la mentalité de l'homme actuel, a donc conduit, en dehors des fraudes et des falsifications, à la li-

(1) Paul Diffloth, *Comment on se nourrit aujourd'hui* (*Annales d'hygiène*, janvier 1905, t. IV, p. 5).

vraison sur le marché de denrées alimentaires auxquelles des conditions de production toutes spéciales conféraient un pouvoir nutritif incontestablement inférieur. »

Pour la production de la viande, on connaissait autrefois l'engraissement au pâturage dit *extensif*; à côté de ce mode d'exploitation zootechnique, s'est placé l'engraissement à l'étable, dit *intensif*, utilisant les résidus industriels : pulpes, drèches, tourteaux et déchets divers.

Évidemment c'est toujours de la viande grasse, mais les dépôts adipeux, constitués par une graisse jaune, fluide, molle, ne rappellent que de fort loin la graisse blanche, ferme, des bœufs d'herbe. Tous les agriculteurs connaissent du reste les maladies (caillette, flacherie) que provoque chez les moutons, porcs, vaches, l'usage des tourteaux, des drèches et des résidus innomables de l'industrie.

La production des œufs a suivi la même orientation. L'alimentation des poules avec les grains est devenue ruineuse; on a donc cherché encore des résidus industriels, susceptibles de permettre l'exploitation rémunératrice des poules pondeuses : tourrillons de brasserie, farine de viande, larves de vers à soie, déchets de sardines.

En vain, observe-t-on le goût spécial des œufs ainsi produits et leur difficile digestibilité ; en vain, les techniciens remarquent-ils l'altération du gésier et des intestins des poules nourries aux farines de viande ; le consommateur achète l'œuf « bon marché » et se déclare satisfait.

« Les œufs parcourent souvent de grandes distances par suite du développement des voies de communication. Ils arrivent maintenant de Turquie, de Russie, les jaunes et les blancs séparés ; dans un flacon sont réunis les jaunes, dans un autre les blancs ; le contenu de chaque flacon est soigneusement préservé des fermentations par des antiseptiques ou des conservateurs ; au moment de servir l'omelette savoureuse, on mélange à nouveau jaune et blanc. »

Le pain lui-même n'a pas sa valeur nutritive ancienne. Le levain de nos pères est remplacé par un mélange de bicarbonate de soude et d'acide chlorhydrique (Liebig).

Les légumes sont produits intensivement sur des sols fumés abondamment au nitrate de soude,

qui développe la végétation herbacée, et insuf-
fisamment aux phosphates de chaux qui donnent
des qualités nutritives. L'abus des pommes de
terre a déterminé du reste des états de dégéné-
rescence, parfaitement étudiés par le Dr Henri
Barbier.

Ce dernier incline à penser que la substitution
des pommes de terre, pauvres en matière azotée
et en phosphore, aux grains, haricots, lentilles,
a déterminé une déminéralisation évidente; une
prédisposition morbide, expliquant partielle-
ment les progrès de la tuberculose.

Que dire des vins frelatés, des beurres plâtrés,
congelés, laqués, des confitures sans sucre ni
fruit! Que dire des laits industriels, des laits
chimiques, ou seulement des laits fournis par
des vaches nourries dans l'intérieur de la ville
avec tous les déchets de ménages !

A côté de cette notion, écrit encore M. Diffloth,
de la recherche du bon marché, se place une
autre préoccupation de l'homme moderne : c'est
celle du *moindre souci,* du *plus faible travail* en
préparation culinaire.

Actuellement — et c'est à la femme que ce

reproche s'adresse — on s'efforce de réduire au minimum les soins de préparation des repas; tous les mets sont livrés « préparés », « cuits », prêts à être « consommés ».

« Il y a eu tout d'abord les conserves de légumes — plus verts que nature ; l'extrait de viande, puis le consommé concentré, la glace de viande. Ceci était bien, mais insuffisant : nous arrivons à l'heure actuelle au lait en poudre, aux extraits de café, aux conserves de volailles, de gibiers, aux crèmes préparées instantanément ; les légumes sont d'avance décortiqués, hachés. Nous demandons sincèrement au lecteur qu'il veuille bien arrêter son esprit à ces considérations, et saisir l'ironie résidant dans ces simples mots, que les épiciers font flamboyer à toute heure du jour : *Potages en rouleau, soupes en boîtes, bouillons en flacons* (?). »

Puis la crainte du microbe a amené l'hygiéniste en chambre, ce demi-savant dont l'instruction est faite de coupures de journaux d'hygiène populaire, à user des mets *stérilisés*. Il y avait déjà le lait stérilisé ; nous avons eu le bouillon stérilisé, les conserves stérilisées ; on a même osé parler de lait en poudre stérilisé à 120° dans l'allaitement artificiel des nouveau-nés, niant ainsi le rôle évident des ferments digestifs.

« Il faut pénétrer l'ouvrier, conclut l'auteur, l'employé, le bourgeois, de cette vérité que le premier devoir est de se bien nourrir et de bien nourrir ses enfants ; les plaisirs, le luxe, le superflu viennent ensuite. Un grand progrès sera réalisé le jour où l'on ne verra plus ce tableau « éminemment parisien » : l'ouvrier des faubourgs promenant le dimanche sa femme, ses enfants habillés à la dernière (?) mode, guindés dans des vêtements ridicules, empêchant tout jeu, toute liberté, et dînant hâtivement de viande malsaine, de légumes achetés chez le fruitier d'à côté, pour dépenser au music-hall ou au théâtre, quand ce n'est pas au café, la majeure partie de sa paye. »

Comme la plupart de ceux qui ont pénétré dans le monde des travailleurs, nous avons été frappé, chez les ouvriers, de l'ignorance absolue des choses du ménage. Nous avons vu fréquemment de grandes jeunes filles, prêtes à se marier, prêtes à fonder une famille, ne pas savoir faire une soupe, cuire une côtelette, balayer, raccommoder leur linge. Aussi que de services sont appelées à rendre les Ecoles Ménagères, installées depuis quelque temps dans la plupart des centres industriels. On y enseigne les éléments d'hygiène domestique, l'aération surtout, la propreté des habitations, l'économie, en même temps que la préparation saine des aliments; l'art de donner à la maison un air confortable et avenant, tout en restant simple; enfin toutes choses qui font que le ménage ouvrier se trouve bien chez lui.

A ce point de vue, mieux et plus que toutes les ligues de tempérance, la femme peut combattre les ravages de l'alcoolisme, en sachant retenir son mari au logis.

Il est évident, que l'ouvrier mal nourri ira chercher sur le zinc le stimulant, l'excitant passager, dont il a besoin pour fournir son labeur quotidien. Puis, l'excitant deviendra un besoin impérieux et enfin une nécessité qui mène quelquefois lentement, mais toujours sûrement à la déchéance physique et morale.

Telles sont donc les multiples et malfaisantes influences, sous l'empire desquelles les enfants de la classe ouvrière naissent et grandissent : prédispositions héréditaires néfastes, allaitement mercenaire ou anormal, manque de soleil, air vicié, dû à l'encombrement ; nourriture insuffisante, irrationnelle ou frelatée, travail exagéré, surmenage, habitudes précoces d'intempérance.

La nature a mis le remède à côté du mal ; le remède, c'est le retour à la vie naturelle, à la vie physiologique ; le retour au milieu biologique pour lequel nos organes ont été faits.

Si l'on doutait encore de l'effet curateur du grand air, il n'y aurait qu'à consulter les statistiques si instructives, fournies par le service des enfants assistés, qui envoie tous ses pupilles à la campagne chez les paysans.

Pourtant, s'il est des enfants prédisposés à la tuberculose par leurs antécédents héréditaires ou acquis, ce sont bien ceux-là.

Pères et mères fréquemment syphilitiques, alcooliques la plupart du temps, tuberculeux souvent, dans la misère noire toujours. Malgré ces tares accumulées, nous n'avons constaté, pour notre compte personnel, depuis 12 années que nous inspectons régulièrement les enfants de la circonscription de Tournon, que trois ou quatre cas de tuberculose osseuse ou pulmonaire.

C'est ce que démontre, du reste, la statistique suivante qu'a bien voulu nous fournir M. Goyet, inspecteur des enfants assistés du Rhône :

ANNÉES	NOMBRE D'ENFANTS DANS LE COURS DE L'ANNÉE	DÉCÈS PAR TUBERCULOSE
1902	9783	17
1903	9640	10
1904	9873	13

Remarquons bien que dans le chiffre des décès sont compris, non seulement ceux causés par la tuberculose pulmonaire, mais encore ceux qui sont dus à toutes les autres manifestations de cette affection.

Ils se répartissent de la façon suivante :

	1902	1903	1904
Bronchite tuberculeuse . .	3	1	4
Méningite tuberculeuse . .	3	6	6
Péritonite tuberculeuse . .	2	»	»
Pleurésie tuberculeuse . .	1	»	»
Tuberculose (sans épithète).	8	3	3
	17	10	13

Le professeur Grancher a été lui-même frappé

de la rareté de la tuberculose parmi les enfants assistés de la Seine :

« Qui ne connaît, dit-il, les statistiques des enfants assistés du département de la Seine ? Ces enfants, pris au hasard, dans le milieu social le plus pauvre, le plus misérable, et où la tuberculose latente est assurément très fréquente, deviennent robustes à la campagne et, parvenus à l'adolescence, forment une génération vigoureuse où la tuberculose ne compte que des unités (18 pour 20.000) ! »

Et le professeur Grancher ajoute, à propos des recherches si intéressantes qu'il a poursuivies sur les écoliers parisiens :

« Nous continuerons avec l'espoir que le Conseil municipal de la ville de Paris nous aidera à étendre, à généraliser même, à toutes ses écoles, cette recherche, ce dépistage des enfants atteints de tuberculose pulmonaire à l'état naissant.

« Nous espérons aussi que la ville de Paris nous aidera à faire le traitement préventif de ces enfants que la phtisie menace. Les intérêts humanitaire et financier sont ici d'accord pour engager nos édiles à ne pas attendre que la maladie ait progressé. En effet, si l'Assistance publique succombe aujourd'hui sous le fardeau des milliers et milliers de phtisiques qu'elle ne peut secourir, c'est parce qu'elle attend, pour y porter remède, que le mal ait achevé son évolution souterraine.

« Mieux vaut aller au-devant de lui, mieux vaut prendre l'*offensive* que d'attendre l'arme au pied. En matière de tuberculose, la *défensive* est une mauvaise tactique, et c'est un acte d'imprévoyance que le budget paiera fort cher ; car il devra, plus tard, dépenser des sommes énormes en faveur des phtisiques avérés, et pour un résultat très médiocre. »

C'est sous l'impression de ces paroles que nous commencerons l'étude des œuvres du grand air.

Cette étude aura surtout pour objectif l'organisation des colonies scolaires qui s'adressent à l'enfant, sur lequel doit tout d'abord s'exercer la lutte antituberculeuse ; nous dirons quelques mots des œuvres qui viennent au secours des jeunes ouvriers et des jeunes ouvrières malades. Nous aurions aussi voulu étudier les jardins ouvriers, que les services déjà rendus placent parmi les œuvres les plus importantes du grand air. Nous y reviendrons plus tard ; pour le moment, il nous a paru plus sage de ne pas trop étendre notre horizon.

A. BONNARD.

3

CHAPITRE II

Diverses formes des colonies de vacances.

Nous nous proposons d'étudier, avec quelques détails, les différentes formes qu'ont prises les colonies de vacances à l'usage des écoliers.

Suivant le mode de placement, on peut les ranger en trois catégories principales : colonies d'internat, demi-colonies, placement familial.

1° *Colonies d'internat.* — Les enfants choisis sont logés, soit dans des établissements d'instruction (groupe scolaire, école, séminaire), disponibles pendant les vacances, soit, si l'œuvre est assez riche, dans des immeubles spécialement construits pour les recevoir.

En Belgique, on trouve un grand nombre de villas spacieuses, d'aspect gai, confortables, modèles de constructions hygiéniques, uniquement destinées à recevoir, pendant les vacances scolaires, les enfants des grands centres ouvriers ; on les appelle *villas scolaires*, ou du nom plus gracieux, de *villas des enfants*.

2° *Placement familial*. — Les enfants, au lieu d'être groupés dans des immeubles spéciaux, sont répartis par groupes de 3, 4, 6 dans des familles de paysans, soigneusement choisies, et recommandables par leur moralité et leur honorabilité parfaite.

3° *Colonies urbaines ou demi-colonies*. — Les écoliers sont emmenés chaque matin par des personnes dévouées en dehors de la ville, soit dans des fermes, soit dans des jardins mis à leur disposition par de généreux bienfaiteurs. Après une journée passée en plein air, ils sont ramenés chaque soir chez leurs parents.

« A Berlin, dit le Dr Landouzy, de midi à huit

heures, les enfants sont emmenés hors la ville, dans les bois et près des lacs entourant la ville, transportés gratuitement par trains spéciaux, tramways électriques, bateaux à vapeur et omnibus. Ils débarquent devant l'abri spécial, le baraquement léger installé spécialement pour eux dans la forêt ou près d'un lac. Le goûter, lait et tartines, est servi sur de longues tables ; puis ce sont les jeux, les promenades, les bains, les chœurs chantés. A sept heures, sur les mêmes tables, se dresse le souper ; à huit heures on retourne à la ville pour recommencer le lendemain, car c'est, chaque jour, pendant les vacances, que les enfants sont ainsi conduits hors la chaleur et l'odeur malsaine des villes, retrempés dans l'air pur, exercés en pleine nature. »

Il en existe également à Leipzig, à Zurich (Stadtcolonien) qui ont donné d'excellents résultats. A Leipzig, on a vu, en 3 semaines, le poids des enfants ainsi traités augmenter de 750 gr.

On peut encore citer, à côté de ces trois types principaux : *les colonies sanitaires de vacances*, dirigées par le Dr Delvaille de Bayonne.

Dans ces colonies spéciales, sont envoyés les enfants trop chétifs pour être placés chez l'habitant à la campagne, ou dans les colonies d'internat. Ils sont installés, au bord de la mer, dans

un chalet approprié, y suivent un régime spécial et même un traitement médical si leur état
l'exige.

Il faut encore faire une distinction entre la
colonie de vacances et le *voyage scolaire*, qui
fait encore partie des œuvres du grand air. Les
colonies prennent les enfants débiles et tâchent
de les réconforter en les gavant d'air pur ; leur
rôle est de prévenir, par une hygiène bien réglée,
le développement des maladies qu'engendre la
continuité d'une hygiène mauvaise, greffée sur
un travail trop assidu.

Le voyage scolaire s'adresse surtout aux enfants
assez vigoureux pour supporter les fatigues de
la route ; il est comme le couronnement des études
pour les élèves de première classe ; c'est une
tournée d'agrément et d'instruction.

C'est le cas des « *Petits Agenais* » en excursion
dans les Pyrénées, sous la direction de M. Mom-
brun.

A citer encore *les fermes infirmeries* que le
pasteur Comte, de Saint-Etienne, a inaugurées
l'année dernière dans les hautes montagnes de
l'Ardèche. Elles sont destinées à recueillir les

jeunes enfants malades, atteints d'affections chroniques, dont ne veulent pas se charger les colonies de vacances ordinaires.

A noter en finissant l'installation, par un certain nombre d'œuvres anglaises, de « *camps* », ou « *holidays camps* », ou « *summer camps* ».

Ces camps consistent en baraques légères, ou en tentes militaires, installées au bord de la mer ou en pleine campagne, dans des endroits réputés pour leur salubrité ou leur pittoresque.

Les baraques et les tentes sont fournies en partie par l'autorité militaire.

Ces différents systèmes ont leurs avantages et leurs inconvénients, comme ils ont leurs partisans et leurs adversaires. On considère les colonies d'internat comme présentant plus de sécurité matérielle et morale. Les directeurs ont constamment les enfants sous les yeux, et, en admettant qu'ils soient des éducateurs dans le sens le plus élevé du mot, ils ont une influence morale plus utile et plus complète. La vie en commun est souvent aussi des plus profitables ; les enfants apprennent à se connaître, à s'aimer, et quelquefois à supporter leurs défauts de caractère, à être indulgents les uns pour les autres, à s'entr'aider. Ils se forment également à la discipline, à l'obéissance.

Le placement sous le même toit permet encore de leur donner une nourriture meilleure, ce qui a sa valeur puisqu'il s'agit de sujets débiles.

M. Bion, l'initiateur des colonies scolaires en Suisse, préfère le type de la colonie groupée et indépendante.

Dans les congrès de Berlin 1881 et de Genève 1882, la plupart des délégués se sont prononcés pour ce dernier système. La Belgique l'a également adopté d'une façon presque absolue. En France, à Paris, à Bordeaux, à Bayonne, à Marseille, les colonies sont groupées.

Le placement familial, pratiqué surtout en Angleterre et en Allemagne, a le très grand avantage d'être bien moins onéreux que le placement en colonie ; pas de frais d'installation, pas de location d'immeubles. Par contre, que de difficultés pour trouver en nombre suffisant des placements sûrs, des maisons de paysans propres ! La nourriture est aussi moins bonne, moins délicate ; il faut donc que le petit citadin adapte son estomac aux aliments bien plus grossiers de la campagne, ce qui fait que, pendant les huit premiers jours de son déplacement, il subit une période d'acclimatation souvent pénible.

Le placement chez le paysan a peut-être aussi l'avantage de ne pas trop changer le fils de l'ouvrier de son milieu ordinaire ; de ne pas lui procurer un bien-être passager qu'il pourra regretter une fois rentré chez lui. Il peut aussi tirer un certain avantage du contact plus immédiat avec les choses de la terre ; le contact journalier du travailleur des champs lui apprendra, sinon à aimer les travaux de la campagne, du moins à ne pas les considérer comme indignes de lui.

C'est en somme une de ces questions qu'on ne peut trancher d'une façon absolue ; le choix qu'on fera dépendra de la région dans laquelle on se trouve, de l'esprit et des habitudes des populations, du climat, des conditions économiques du pays, qu'il ne faut jamais négliger.

Lieux de séjour.

Il est évident que, pour installer des colonies de vacances, on doit faire choix de régions salubres, éloignées des villes, de façon à y avoir un air parfaitement pur. Il faut pourtant que le pays choisi ne soit pas trop éloigné, afin d'éviter un voyage trop long et trop onéreux pour le budget toujours maigre des colonies de vacances.

On distingue :

1° Les *colonies maritimes* ;

2° Les *colonies de montagnes* ;

3° Les *colonies de plaines*.

Certaines œuvres, comme celle des trois semaines de M. et Mme Lorriaux, entretiennent des groupes de colons à la mer et à la plaine. D'autres, moins puissantes, n'ont que des colonies de montagne.

Il serait à souhaiter que toutes les œuvres puissent placer les enfants suivant les indications de leur tempérament : les scrofuleux, à la mer, les prédisposés à la tuberculose, à la montagne. Certaines fillettes anémiques, chlorotiques renaîtraient, comme par enchantement, dans les climats d'altitude, tandis qu'elles verraient leur malaise s'aggraver au bord de la mer.

L'œuvre des Saines Vacances a son principal établissement sur les côtes de l'océan. Les colonies de Saint-Étienne et de Lyon placent leurs pupilles sur les hauts plateaux des Cévennes, à une altitude moyenne de 600 à 800 mètres.

Les colonies des différents arrondissements de Paris se sont installées en plaine, dans les départements de la Nièvre, de l'Yonne, du Loiret. L'œuvre du soleil emmène un certain nombre d'ouvrières parisiennes dans la Creuse.

Le syndicat de l'Aiguille lyonnaise a choisi une station d'altitude dans les montagnes de l'Auvergne.

CHAPITRE III

Les œuvres du grand air doivent avant tout jouer un rôle préservatif. C'est le but qu'elles doivent poursuivre sans relâche. Ne prendre que des sujets simplement prédisposés, ou si légèrement atteints, qu'ils puissent être rapidement remis en bonne voie : tel est le principe dont on ne doit jamais s'écarter dans le choix des enfants ou des jeunes gens qu'on envoie à la campagne. Les malades, les infirmes, eux aussi, sont intéressants, et demanderaient leur part de bon soleil et d'air pur de la montagne ; mais c'est là le rôle des sanatoria et des hôpitaux de campagne.

Un jour viendra peut-être où la société mieux organisée saura donner, à tous ceux qui en auront besoin, ces deux précieux éléments de guérison.

En attendant cet âge d'or de la bienfaisance, en attendant que la solidarité sociale ait donné son plein effet, les colonies doivent se cantonner dans ce rôle de préservation déjà assez fécond. Inutile de dire que c'est contre la maladie la plus meurtrière de notre époque, la tuberculose, que doivent porter tous nos efforts. Véritable maladie sociale, cette redoutable affection enlève par heure 17 de nos concitoyens, 411 par jour et 150.000 par an !

Les victimes de cet affreux minotaure sont presque toujours des sujets jeunes qui, soignés à temps, auraient pu guérir et apporter à leur pays le tribut de leur travail et leur part de prospérité.

Il importe donc de pouvoir atteindre la tuberculose à sa naissance, dans son œuf, et même avant sa germination. Plus tôt même si c'est possible, car l'idéal serait encore de traiter le terrain, de telle sorte qu'il devienne improductif si l'ensemencement du bacille de la tuberculose venait à se produire. On doit savoir en effet, et à chaque instant on en voit la preuve autour de soi, qu'il est des organismes qui, soumis aux mêmes causes de contagion, restent complètement indemnes, tandis que d'autres sont rapidement atteints. Cette différence tient à la nature du terrain physique, comme il est des terres où les moisissures se multiplient, et d'autres où ne poussent que des arbres vigoureux. Le sujet dont l'organisme se prête ainsi à l'éclosion du bacille est ce qu'on appelle un *prédisposé*.

Le prédisposé peut souvent se reconnaître à certains symptômes extérieurs, à un habitus spécial qu'il importe de bien connaître.

A ce propos, nous estimons qu'il est des notions médicales qu'on ne saurait trop vulgariser ; les signes précoces de la tuberculose sont de ceux-là.

Dans certains dispensaires antituberculeux, on choisit des ouvriers intelligents et dévoués ; on les instruit sur les symptômes précoces de la tuberculose ; sur les dangers de la contagion, ce qui leur permet ensuite, à l'usine, de dépister les tuberculeux parmi leurs camarades, et de les amener doucement à se laisser examiner et soigner par les médecins de l'œuvre.

C'est, paraît-il, une méthode qui a toujours donné d'excellents résultats. Dans ce chapitre, nous avons aussi l'intention, sans avoir la prétention de faire un cours de médecine, ce qui, du reste, serait fort déplacé, de donner quelques notions sur cet état spécial qu'on appelle la *prédisposition* ; nous énumérerons ensuite les symptômes les plus frappants de la tuberculose pulmonaire au début. Ce seront autant de renseignements utiles pour ceux qui voudront bien remplir, auprès des directeurs et des médecins des colonies de vacances, le rôle, essentiellement précieux, d'indicateurs bénévoles. D'une façon générale, le terrain tuberculeux est préparé par l'hérédité, soit scrofuleuse, soit tuberculeuse, ou encore, par l'alcoolisme des ascendants. Des parents tuberculeux n'engendrent pas fatalement des enfants tuberculeux, mais ils leur lèguent une disposition spéciale, contre laquelle ils doivent sans cesse lutter par l'hygiène.

D'une façon générale, les prédisposés sont des individus maigres, élancés, de croissance trop rapide. Leur poitrine est plus élargie à la base qu'au sommet ; les clavicules et les omoplates sont saillantes ; les dépressions sus-claviculaires, profondes et parfois inégales ; le dos voûté, les membres grêles. Le système pileux est ordinairement très développé ; les cheveux sont longs et soyeux ; les yeux, d'un éclat particulier, peuvent présenter de l'inégalité pupillaire. Ce dernier symptôme, indiqué par Destré, serait dû aux adénites trachéo-bronchiques. Le rapport du périmètre thoracique avec la taille est ordinairement inférieur à 1/2 (1).

On a également remarqué que les individus blonds-roux (blond vénitien), étaient plus disposés que les blonds ou que les bruns à contracter la tuberculose.

Passons maintenant aux symptômes du début.

L'amaigrissement progressif a une grande importance, surtout s'il arrive en l'absence de toute altération du tube digestif, ou de diabète. Ce symptôme est particulièrement important chez l'enfant. Les renseignements soigneusement

(1) Jourdan et Fischer, *Diagnostic précoce de la tuberculose.*

pris, et souvent arrachés, car le tuberculeux, la plupart du temps, ne veut pas être malade, permettent d'apprendre qu'il s'enrhumait fréquemment l'hiver, qu'il toussait, que, depuis quelque temps, il éprouvait une fatigue générale, une dépression des forces, un certain abattement moral.

Presque toujours les malades toussent; c'est une petite toux sèche, brève, saccadée, parfois quinteuse, survenant le matin au réveil, peu fréquente dans la journée, revenant le soir; la voix devient voilée, comme enrouée.

Le malade perd aussi souvent l'appétit; des vomissements surviennent, au grand détriment du malade.

Il est également très important de savoir que les tuberculeux, même tout à fait au début, présentent une élévation de température.

La fièvre tuberculeuse revêt trois types principaux :

Le premier type est caractérisé par ce fait que les malades ne présentent pas en réalité d'élévation thermique, et cependant ils ont un grand malaise, de l'abattement, de la fatigue surtout le soir, des frissons, une sensation de chaleur. Cet état se manifeste tous les jours, vers 5 heures du soir, quelle que soit la fatigue du sujet.

Le second type ou état subfébrile, fréquent au début de la maladie, est caractérisé par une température normale, le matin, 37° ou 37°2, le soir, par une élévation atteignant 38°5, 39°.

Enfin, le troisième type est constitué par un état de fièvre continue; on ne le rencontre qu'à une période avancée.

A ces symptômes du début, s'en ajoutent d'autres, très importants, fournis par l'auscultation et la percussion du poumon; mais ausculter et percuter sont choses difficiles, qui sont du ressort du médecin-praticien.

Il est pourtant un autre point sur lequel le public ne saurait être trop éclairé, c'est sur la relation, souvent étroite, qui existe entre la tuberculose pulmonaire et la présence de ganglions, soit du cou, soit des aisselles ou des aines. Beaucoup d'enfants en présentent et l'on n'y prête pas une attention suffisante.

Tantôt ce sont de toutes petites boules, un

peu aplaties aux extrémités, roulant sous le doigt, indépendantes de la peau, parfois en chapelet ; tantôt ce sont des boules de la grosseur d'une noisette, même d'une noix, d'un seul ou des deux côtés du cou, les unes dures, les autres ramollies. Ces ganglions hypertrophiés qu'on aperçoit ne sont malheureusement pas les seuls qui existent dans la plupart des cas. Il en est d'autres profondément situés autour des bronches, dans le poumon même, qui font suite à ceux visibles à l'extérieur.

Ces ganglions s'infectent de proche en proche par des microbes venus de l'extérieur et portent souvent les bacilles de la tuberculose dans les profondeurs du tissu pulmonaire lui-même. Il arrive heureusement que la propagation se fait parfois avec une extrême lenteur ; les bacilles restent engourdis, enfermés dans les tissus ganglionnaires pendant de longues années, 3, 5, 10 années et même davantage ; mais qu'une cause de dépression survienne : excès de travail intellectuel ou matériel, écarts de conduite, peine morale, et les microbes somnolents se réveillent ; ils se multiplient aussitôt avec une effrayante rapidité ; l'organisme en est imprégné, et l'on assiste à l'évolution, presque toujours fatale, de la tuberculose pulmonaire, de la tuberculose, mésentérique, ou de la méningite tuberculeuse.

Si donc, comme le dit si bien le Pr Grancher, on pouvait dépister cette adénopathie chez les enfants de l'école primaire, et la traiter comme il convient, on aurait chance de préserver au moins une grande partie de ces écoliers du mal qui les guette, dans un avenir plus ou moins éloigné.

Le Pr Grancher et ses élèves, tous praticiens distingués, se sont donné à tâche d'examiner la population scolaire d'un certain nombre d'écoles de Paris, au point de vue de la tuberculose ganglio-pulmonaire.

Sur 438 garçons examinés, 14 0/0 ont été reconnus atteints, à des degrés divers, de lésions tuberculeuses ou fortement suspects. Sur 458 fillettes, 131 ont été retenues pour un second examen, et 79 définitivement ont été reconnues malades, soit 17 0/0 ; au total, sur 896 enfants, garçons et filles, 141 sont en état de tuberculose latente ganglio-pulmonaire.

Quelle belle moisson pour les œuvres!

Il est une autre affection qui doit attirer toute l'attention des personnes qui s'intéressent aux enfants, et particulièrement aux jeunes filles, c'est la chlorose, vulgairement appelée *anémie* ou *pâles couleurs*. Cette maladie crée en effet un terrain essentiellement favorable à l'éclosion de la tuberculose. Les deux affections évoluent ensemble, l'une masquant l'autre ; on connaît en effet la chloro-tuberculose.

Donc, même recommandation que précédemment à tous ceux et à toutes celles qui, par état, vivent au contact des enfants. L'éducateur ne sortira pas de son rôle, car ce rôle ne consiste pas seulement à bourrer la mémoire des enfants de notions sur les choses les plus variées, mais surtout à former des hommes et des femmes bien équilibrés de corps et d'esprit.

Radiographie et tuberculose. — On a beaucoup parlé, surtout pendant ces dernières années, de la radiographie du poumon comme pouvant rendre de grands services pour le diagnostic précoce de la tuberculose pulmonaire. Ce serait là assurément un moyen de diagnostic des plus précieux pour le praticien, malheureusement, il faut l'avouer, la question n'est pas tout à fait au point. Tout en reconnaissant qu'elle peut donner d'utiles indications dans les cas douteux, elle ne saurait encore, à notre avis, être employée d'une façon uniforme et fournir, à elle seule, des données certaines.

CHAPITRE IV

LES ŒUVRES DU GRAND AIR A L'ÉTRANGER

Les œuvres du grand air à l'étranger. — Le pasteur
Bion, initiateur des colonies de vacances. — Les colonies en Suisse, Allemagne, Belgique, Hollande, Angleterre, Danemark, Russie, Suède et Norvège,
Autriche-Hongrie, Espagne, États-Unis, Japon.

C'est le pasteur Bion, de Zurich, qui, le premier, réalisa cette idée si touchante et si généreuse, de procurer aux enfants pauvres, en été,
un peu de cet air vivifiant qui, jusqu'alors, sem-
blait être le monopole des enfants riches. En
juillet 1876, il fit dans la ville de Zurich un choix
de 68 enfants (34 garçons, 34 filles), les emmena,
sous la surveillance de maîtres et de maîtresses,
sur les hauteurs du canton d'Appenzell, et les
installa dans des maisons de paysans. Les résultats furent si encourageants, à tous les points de
vue, tant physiques que moraux, que l'année
suivante, il en envoya 94 ; depuis, l'œuvre n'a

cessé de se développer. De 1876 à 1900, l'œuvre du pasteur Bion a fait profiter 7.372 enfants des bienfaits d'un séjour à la montagne.

De la Suisse, l'idée passe en Allemagne, puis en Norvège, en Espagne même, et vient en France en passant par l'Alsace. Aujourd'hui, les colonies de vacances sont organisées dans tous les pays d'Europe, d'Amérique, et même au Japon. Ces œuvres répondent donc à un besoin universel, créé précisément par un genre de vie nouveau, la vie à la vapeur, enfiévrée, épuisante.

Nous commencerons donc, avant de les étudier en France, à montrer ce que les colonies de vacances sont à l'étranger (fig. 1). Nous résumerons les rares études qui ont été faites sur cette question, et nous compléterons ces données par de larges emprunts au rapport de M. Delpy (1).

Suisse. — Pour compléter ce que nous avons déjà dit au sujet de la Suisse, nous ajouterons que l'initiative du pasteur Bion, à Zurich, a été rapidement suivie par les principales villes de la République helvétique. Dès 1899, les villes sui-

(1) *Revue philanthropique.*

vantes ont envoyé des enfants en colonies de vacances : Zurich, 820 ; Bâle, 510 ; Berne, 350 ; Lu-
cerne, 281 ; Neuchâtel, 235 ; Winterthur, 163 ; Lau-
sanne, 152 ; Genève, 139 ; soit 2.650. Bâle a envoyé
540 enfants en 1900 ; ils sont revenus à 32 fr. 56
pour un séjour de 14 jours, soit 2 fr. 32 par jour.

Sont admis aux colonies de vacances tous les
élèves qui fréquentent les écoles suisses, quelles
que soient leur religion ou leur nationalité, pourvu que leur santé ait besoin d'être consolidée.
La moyenne d'augmentation du poids, chez les
enfants de Genève, a été, après un séjour de 25
jours en colonie : en 1897, de 1 kil. 109 ; en
1898, de 1 kil. 220 ; en 1899, de 0 kil. 871.

On a également créé, en 1882, des colonies de
ville ou demi-colonies sur lesquelles nous reviendrons.

Les ressources des caisses de colonies proviennent surtout de legs, de dons de bienfaiteurs ;
les villes ne donnent, en général, que de très faibles subventions.

Allemagne. — Dès 1881, l'impératrice Frédéric
se mit à la tête du mouvement en faveur des

colonies de vacances, et créa « l'Association générale des colonies de vacances allemandes ».
Sous un si puissant patronage, l'œuvre ne pouvait que prospérer. Bientôt, en effet, pas une
ville, tant soit peu industrielle, qui ne possédât
une ou deux colonies.

Pour montrer l'importance extraordinaire de
ce mouvement, nous empruntons à l'article de
M. Delpy le relevé suivant : de 1885 à 1901, il
a été envoyé :

153.734 enfants en colonies privées.
  43.455   —   dans les familles à la campagne.
123.820   —   dans les stations de bains d'eau salée.
  36.407   —   dans les stations de bains de mer.

Ensemble 357.416 enfants.
Plus   129.559   —   dans les colonies de ville ou demi-colonies.
Soit   486.975 enfants en 17 ans.

En 1900 seulement, les 183 organisations spéciales ont envoyé en colonies complètes ou demi-
colonies, 34.696 enfants qui ont coûté la somme
de 1.216.435 fr. 20 c.

D'après le tableau précédent, on voit que les Allemands ont donné, parallèlement aux colonies de vacances, une grande extension aux demi-colonies que nous étudierons à part.

Belgique. — Il semble que les œuvres du grand air aient mis une certaine lenteur à s'organiser en Belgique. Ce fut le docteur Kops qui installa la première colonie, à Cortenken, dans une modeste auberge. L'impulsion était donnée ; plusieurs associations se formèrent, édifiant des villas scolaires, soit en pleine campagne, soit au bord de la mer.

L'association des Marcumvins fit bâtir la villa d'Hostières, près de Dinant. Les élèves des écoles, qui ont besoin du grand air de la mer, y viennent, par série de 60 à 80, faire un séjour dont la durée moyenne est de 15 jours.

Une autre œuvre qui a pris un grand développement, c'est « l'œuvre du grand air pour les petits », fondée en août 1896, par la princesse Albert de Belgique. Elle prend les enfants des écoles sans distinction, officielles ou libres, qui sont anémiés par un séjour trop prolongé dans

les habitations ouvrières malsaines. En échange
de toute souscription de 5 francs, chaque dona-
teur reçoit un bon de vacances qu'il peut remettre à n'importe quel enfant auquel il s'intéresse.
Chaque bon donne droit à un séjour de 15 jours,
à la campagne ou de 8 jours à la mer.

Depuis sa fondation, l'œuvre a envoyé dans
ses différentes stations, de la Hulpe, de Gerval,
de Verduyne-sur-Mer, 10.680 enfants. Une journée d'enfant est revenue, en 1902, au prix très
peu élevé, de 1 fr. 12 pour les colonies subur-
baines, et de 1 fr. 60 dans la colonie de Wen-
duyne-sur-Mer.

Hollande. — Le promoteur des colonies de
vacances fut le Dr Coronel, médecin à Leuwarden.
Des comités se formèrent dans la plupart des
grandes villes des Pays Bas, sur son initiative.
C'est ainsi qu'aujourd'hui, La Haye, Amsterdam,
Groningue, Rotterdam, Leuwarden, possèdent 21
colonies scolaires, dont 12 installées dans les bois
et 9, au bord de la mer. On peut même signaler
cette particularité, c'est que les colonies scolaires
ont changé leur nom contre celui de *Colonies*

sanitaires, depuis qu'on n'admet plus les enfants seulement pendant les vacances, mais encore pendant tout l'été, de mai à septembre. Certains enfants délicats peuvent même faire deux séjours dans la même année.

Rotterdam, qui a déjà dépassé, comme port de commerce, ses rivales, est aussi très bien outillée comme villa scolaire ; elle en possède deux qui sont des modèles du genre. Le séjour d'un enfant pendant 3 semaines ne revient qu'à 23 fr. 62, prix dérisoire, surtout lorsque tous les frais sont compris dans ce chiffre.

Angleterre. — En parcourant le long rapport de M. Delpy, j'avais hâte, je l'avoue, d'arriver à l'Angleterre et de voir comment dans ce pays, où l'on ne se paye pas de mots, et où toutes les entreprises sont passées au crible du bon sens et de l'esprit pratique, on avait accueilli l'idée des colonies scolaires.

Sont-elles capables de « rendre » ? Si oui, on les cultivera de suite sur une grande échelle. — Si elles ne « rendent » pas, on les abandonnera vite. — Les Anglais n'ont pas de temps à perdre, ils l'ont montré dans la lutte sans merci qu'ils ont entreprise, si heureusement, contre la tuberculose.

Eh bien ! ils ont trouvé que les colonies scolaires « *rendaient* ». Voyez leur organisation, pour Londres seulement.

On ne fondera pas 36 œuvres avec 36 couleurs différentes, suivant la fantaisie ou les opinions des fondateurs. Deux seulement suffiront, mais on y recevra tous les enfants, qu'ils soient protestants, anglicans, quakers, catholiques, israélites, qu'ils appartiennent aux écoles publiques ou privées, pourvu qu'ils soient pauvres et chétifs et que le grand air de la mer leur « profite ».

« The Children's Country Holiday's Funds, to provide fresh air for ailing London Children », a été fondé en 1878, par le Rev. canon. Barneth ; 55 comités se partagent la capitale : chacun d'eux nomme un membre du comité central. Les membres de ce comité central choisissent, à leur tour, chaque année, les 16 membres dont se compose le comité central exécutif, qui a toute la charge de la direction. Les enfants sont pris à partir de 5 ans et jusqu'à 14 ans. Tous les parents d'enfants, à part les plus pauvres (2 0/0 seulement), doivent donner à l'œuvre une partie de la dépense nécessitée par le voyage et la nourriture, soit, 16 fr. 85 pour 15 jours. Les plus anémiés seront gardés un mois.

Pour que les dépenses soient réduites au minimum, la société a adopté le système du placement familial. Les enfants sont logés dans des familles à la campagne par 2, 3, 4, par 8, 10, 30, 60 même, dans un village. Chaque paysan reçoit 6 fr. 25 par semaine et par enfant, pour le logement et la nourriture.

En 1901, la « The Children's Country Holiday's Fund » a envoyé 34.259 enfants à la campagne et, pour cette même année, ses revenus se sont élevés à 590.000 francs. Les diverses compagnies de chemins de fer ont emmené, dans la même journée, 15.000 enfants.

La seconde société « The Children's Fresh air Mission » remplit le même but que la première. Elle a été fondée en 1882 par le Rév. Cannay. Les enfants, âgés de 5 à 14 ans, sont également admis, à la condition que les parents payent une partie des frais. Ils ne doivent pas avoir eu de maladies contagieuses pendant les deux mois qui précèdent la demande d'envoi en colonies de vacances; de même que les maisons où ils logent, ne doivent pas avoir été contaminées par les mêmes maladies, durant le même laps de temps. Ils ne doivent pas non plus avoir bénéficié, dans la même année, de colonies de vacances similaires.

De 1882 à 1892, « The Children's Fresh air Mission » a envoyé 50.812 enfants respirer l'air pur des champs.

Les logeurs reçoivent également 6 fr. 25 par semaine et par enfant.

On voit, par ces quelques aperçus, que l'Angleterre a fait grand du premier coup. La santé publique y a sûrement trouvé son compte.

Danemark. — Le placement des enfants pauvres et chétifs est pratiqué en Danemark depuis 27 ans, et déjà en 1881, près de 7.000 enfants furent placés chez des paysans. Les riches propriétaires du pays se font un plaisir de recevoir ces enfants dans les dépendances de leur château. Les compagnies de chemins de fer délivrent en général des billets gratuits pour le voyage.

Russie. — Le premier essai des colonies de vacances date de 1881, et a été fait à Varsovie. De puissantes sociétés se sont fondées dans les grandes villes de l'Empire. De 1881 à 1900, on a pu procurer en Russie le séjour à la campagne à 20.000 enfants environ. Ce qui est relativement peu pour un aussi grand pays.

A Moscou, on pratique beaucoup la demi-colonie, sous forme de promenade d'une journée.

« Tous les jours, le dimanche excepté, pendant dix semaines d'été, des enfants sont conduits à la campagne : le plus grand nombre fait ainsi environ 25 promenades pendant ce laps de temps. Déjeuner, dîner, souper, et tous frais compris, chaque enfant revient par journée de promenade à 0 fr. 78 » (1).

Suède et Norvège. — Les colonies de vacances ont été inaugurées, en 1884, à Stockholm, et de 1885 à 1898, cette ville a envoyé 7.302 enfants, sans compter les enfants d'ouvriers qui y sont allés aux frais de certaines grandes compagnies industrielles.

(1) A. Delpy, *Rapport.*

Il a été également fondé en Norvège des colonies de montagnes pour les enfants que leur mauvais état pulmonaire prédisposait à la tuberculose ; ces colonies sont généralement établies en Jemtland ; la durée de séjour est plus longue que dans les colonies de vacances ordinaires, car il s'agit là plutôt d'une cure ; elle a été prolongée jusqu'à 2 et 3 mois.

Autriche-Hongrie. — C'est Vienne qui a été le berceau des colonies de vacances ; elles naquirent vers 1879 ; elles sont dues surtout à l'initiative privée. Ce sont les membres du clergé, de la noblesse et les grands négociants, qui en font la plupart du temps les frais.

Les grands propriétaires mettent leur château à la disposition des directeurs de colonies, pour la durée du séjour des enfants ; l'empereur François-Joseph, lui-même, prête, chaque année, son château de Wolfsperung à une de ces œuvres.

Sous un tel patronage, les colonies de vacances n'ont cessé de prospérer, et bientôt chaque grande ville de l'Autriche et de la Hongrie eut son œuvre.

A. BONNARD.   5

Italie. — L'organisation des voyages scolaires a précédé celle des colonies scolaires en Italie. En 1881, Milan a organisé la première colonie d'enfants ; Brescia, Turin, Vérone, Crémone ont suivi.

Rome a envoyé en 1900, 1000 enfants au bord de la mer ; la durée du séjour a été de 30 à 60 jours.

Espagne. — Les colonies scolaires, en Espagne, ne datent que de 1887 ; elles furent organisées par Cassio, directeur du musée social. La première colonie se composa de 18 enfants et fut installée au bord de la mer, à San-Vicente de Bascara, sur la côte cantabrique.

Cette œuvre eut de la peine à s'acclimater dans la Péninsule ; néanmoins, à Grenade, Madame Berta Wilhem del Davila, en fonda une pour les filles, et Gaetano del Castillo, une pour les garçons. D'après les résultats qui nous ont été fournis par le Dr Delvaille, ces deux colonies donnèrent de bons résultats ; car, en 30 jours, les filles gagnèrent en moyenne 2 kgr. 166, et les garçons, 1 kgr. 900.

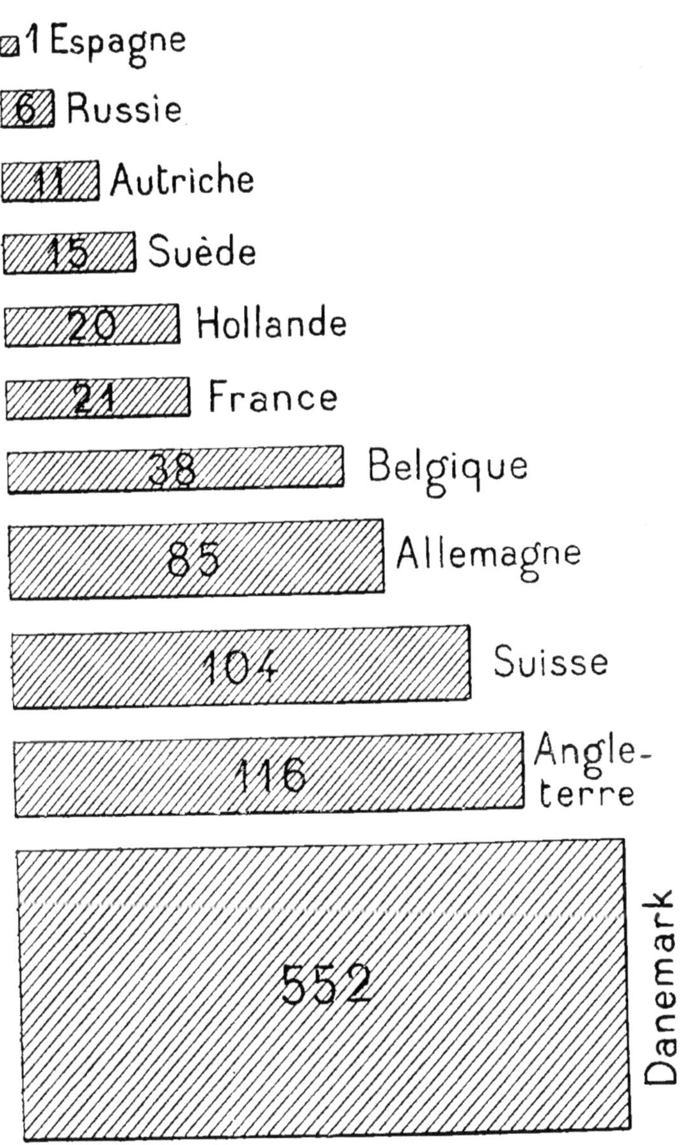

Fig. 1. — Nombre d'enfants envoyés aux colonies de vacances sur 100.000 habitants (statistiques de 1899).

D'après M. Delpy, on trouverait encore des colonies de vacances florissantes dans l'Amérique du Sud, en Australie et jusqu'au Japon, à Kamakura, villégiature du Mikado.

États-Unis. — Avant de terminer l'étude, un peu longue peut-être, des colonies de vacances à l'étranger, étude pourtant nécessaire, nous ne pourrions passer sous silence les œuvres américaines.

« The Children's Country Weech association », en la seule année 1894, a fait bénéficier d'une semaine à la campagne ou au bord de la mer 4.861 personnes, dont 4.333 enfants, 496 adultes, 21 mères et 11 femmes sans enfants, sans compter 9.000 femmes et enfants qui firent, cette même année, une excursion d'un jour.

« Le Penal Institution Department » est chargé de l'emploi des revenus du legs Georges Randidge. Ces revenus s'élèvent à 10.000 £ et doivent servir à procurer une excursion d'un jour au plus grand nombre possible d'enfants, de familles pauvres de Boston.

« The Association for improving the condition

of the poor », fondée pour améliorer le sort des pauvres a, depuis sa fondation, envoyé à la campagne, 254.876 adultes et enfants en 1902.

« The N.-Y. Tribune Fresh air Fund » a procuré, en 1902, à 9.130 enfants, une cure de 15 jours et plus, et à 27.738 enfants une journée de grand air.

CHAPITRE V

Avertissement. — Œuvre des Trois Semaines. — L'Œuvre des Enfants à la montagne de Saint-Étienne. — Œuvre de la Chaussée du Maine. — Œuvre des Saines Vacances. — L'œuvre du Soleil. — Œuvre municipale lyonnaise. — Société protectrice de l'enfance de Lyon. — Colonie de Douvaine. — Œuvre de la Solidarité sociale du IIe arrondissement. — Colonie de Saint-Vincent-de-Paul. — Les petits Agenais. — Œuvre israélite. — Colonie de la Ligue fraternelle des Enfants de France. — Œuvre parisienne des Colonies maternelles scolaires. — Colonie du Val-Fleuri. — Colonies de vacances de la ville de Paris.

Nous venons de parcourir les cinq parties du monde, en faisant l'inventaire des œuvres du grand air ; maintenant rentrons en France. Le graphique (fig. 1), que nous avons reproduit à la fin du chapitre précédent, nous a déjà fait voir que notre pays n'occupait pas précisément un rang très honorable. En 1899, le nombre des enfants envoyés aux colonies de vacances n'a été, que de 21 pour 100.000 habitants, tandis que le Danemark en a fait profiter 552 et l'Angleterre 116.

A quoi cela tient-il? Nous ne manquons pourtant ni de dévouement, ni de générosité; la France a la réputation d'être le pays de la charité, le pays des œuvres. Mais, à notre avis, notre bienfaisance est restée... comment dirons-nous... trop spéculative. Nos œuvres charitables se sont presque uniquement préoccupées de la formation morale, et presque jamais de la formation physique. Tandis qu'à l'étranger l'éducation comprend, dans une proportion à peu près égale, la culture intellectuelle et la culture physique, nous n'avons pas encore pris au sérieux le fameux *mens sana in corpore sano*.

Rien d'étonnant, qu'avec de telles dispositions d'esprit, les œuvres du grand air aient eu de la peine à s'acclimater chez nous. Heureusement que depuis quelque temps, on semble, de toutes parts, vouloir rattraper le temps perdu ; d'année en année, le nombre des initiatives augmente, et bientôt, nous aurons rattrapé l'étranger.

Dans l'étude que nous allons entreprendre,

nous avons le regret de ne pouvoir citer toutes les œuvres nées en France ; qu'on ne nous accuse pas de parti pris ; qu'on ne nous accuse pas de préférences tendancieuses, car nous avons tenu avant tout à faire un choix absolument éclectique, sans arrière-pensée d'aucune sorte. Nous nous arrêterons surtout aux œuvres consacrées par l'expérience et le temps, nous signalerons leurs particularités, leurs méthodes diverses, leurs côtés faibles, l'avantage de tel ou tel de leurs modes d'organisation, de façon à ce que l'expérience des uns évite aux autres de fâcheux tâtonnements. Du reste, dans les sphères très hautes et très pures de la philanthropie, il n'y a place ni pour la rivalité, ni pour la jalousie ; tout le monde, oubliant ses préférences, peut se tendre la main, et sacrifier à la même divinité, la bonté secourable (1).

(1) Les clichés qui ont servi à illustrer ce livre nous ont été prêtés par le Président de l'œuvre municipale Lyonnaise, par le Directeur de l'œuvre Stéphanoise des enfants à la montagne et par M. et Mme Lorriaux.

Mme de Félice nous a autorisé à reproduire les graphiques si intéressants qu'on trouvera au chapitre VI.

Nous leur adressons nos bien sincères remerciements.

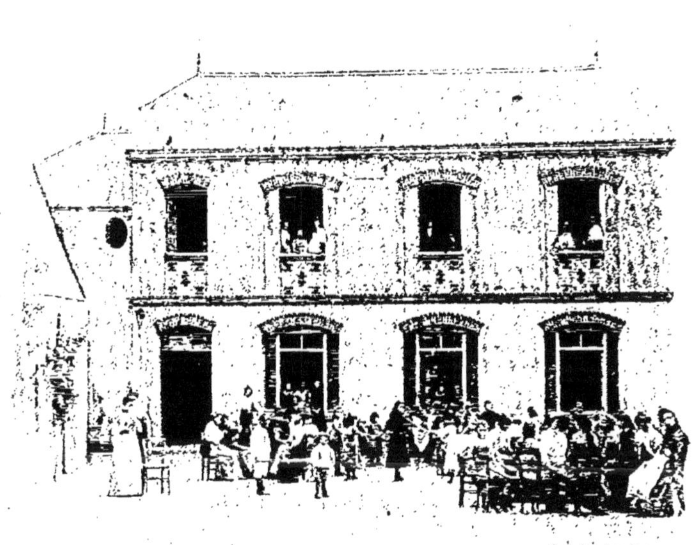

Planche I. — Le Goûter. — Cour de la Clé des Champs. — Le Châlet.
Œuvre des Trois Semaines

L'Œuvre des Trois Semaines.

Les initiateurs, en France, des colonies de vacances, furent, sans conteste, M. le Pasteur et Mme Lorriaux, qui fondèrent, en 1881, l'« Œuvre des Trois Semaines » dont le siège est, rue du Guide, à Levallois-Perret.

Cette œuvre, qui primitivement était confessionnelle, accepte aujourd'hui les enfants de toutes les religions et de toutes les écoles. Les fondateurs ont adopté à la fois le placement familial chez le paysan, et le groupement en colonie dans des maisons leur appartenant. L'œuvre a fait construire, en 1891, à Montjaloux (Oise), une première maison, appelée la Clé des Champs, où sont reçues des jeunes filles anémiques (Pl. I et II). En 1894, elle inaugure, à Ver-sur-Mer, une villa pour fillettes et petits garçons qui a reçu le nom poétique de « La Brise de Mer » (Pl. III et IV).

En 1896, les inlassables directeurs ouvrirent

les portes de « la Sapinière », jolie villa fores-
tière, à de jeunes garçons débiles. Enfin, on
inaugurait bientôt un quatrième immeuble,
« l'Étoile de la Mer », destiné aux jeunes
enfants ayant besoin de l'air marin.

Le budget de cette œuvre est considérable ; il
s'élevait, en 1902, à 59.456 fr. Le séjour d'un
enfant revient, voyage et tous frais compris, à
40 fr. à la campagne pour trois semaines, et à
70 fr. à la mer pour quatre semaines.

Cette œuvre a même organisé une nouvelle
branche de colonie, « la branche-famille », elle
prend les mères avec leurs enfants et les installe
en villégiature chez elle ; ce qui leur permet
d'admettre les bébés, dès leur naissance, aux
bienfaits des champs. Elle a ainsi emmené à la
campagne, en 1898, 105 mères de famille avec
leurs nichées, et 123, en 1901.

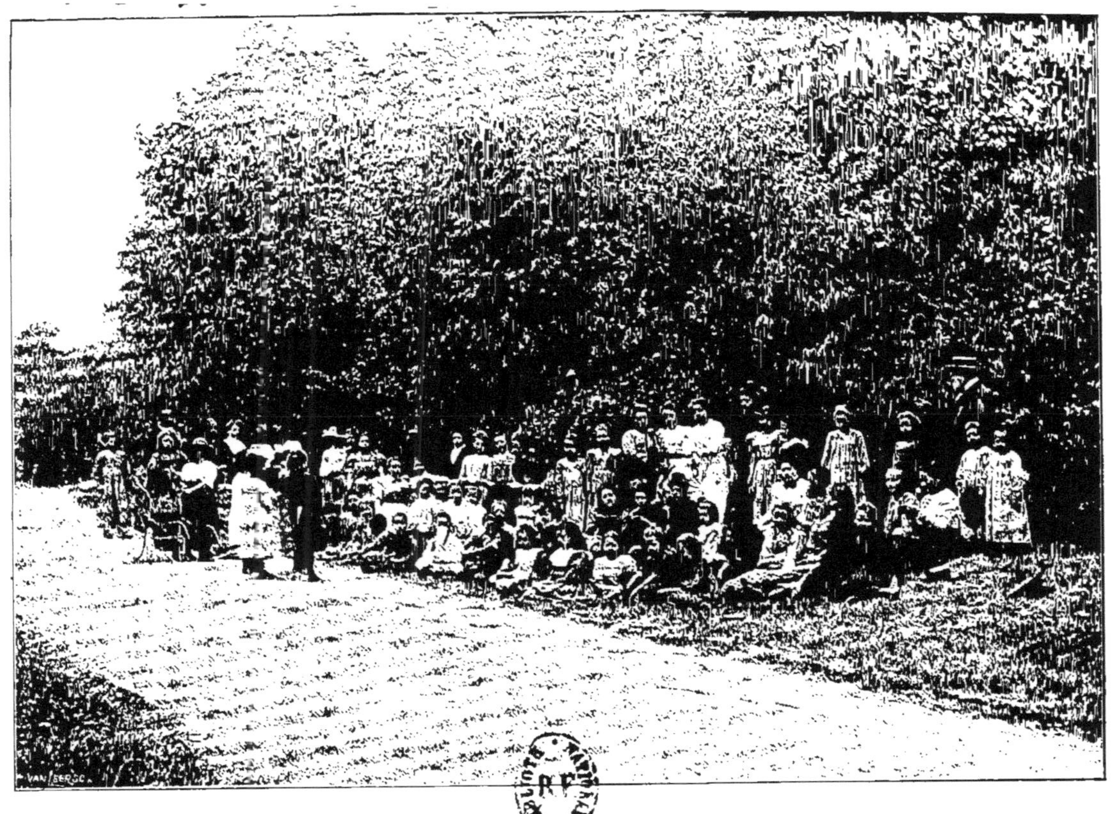

Planche II. — Promenade sous bois à Montjaloux (Oise).
Œuvre des Trois Semaines.

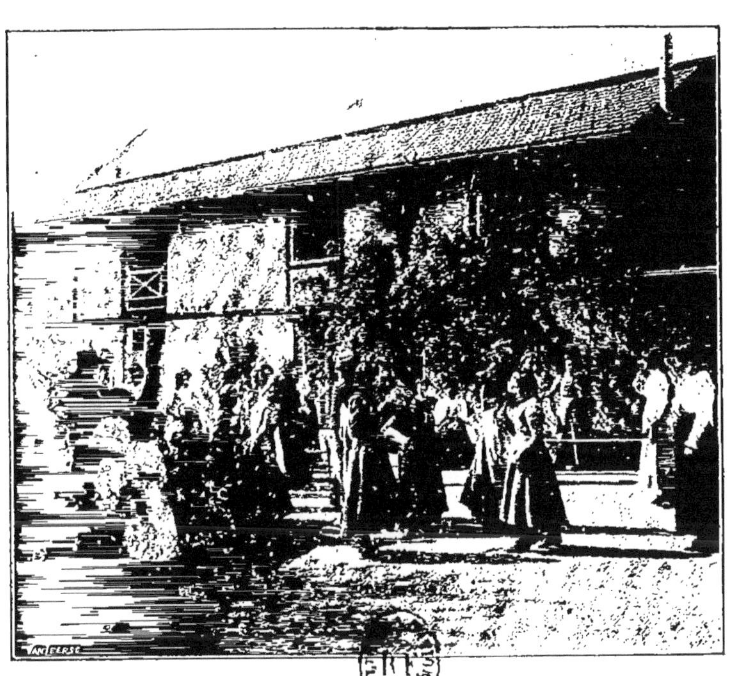

Planche III. — Cour de la « Brise-de-Mer », à Ver-sur-Mer
(Calvados).
Œuvre des Trois Semaines.

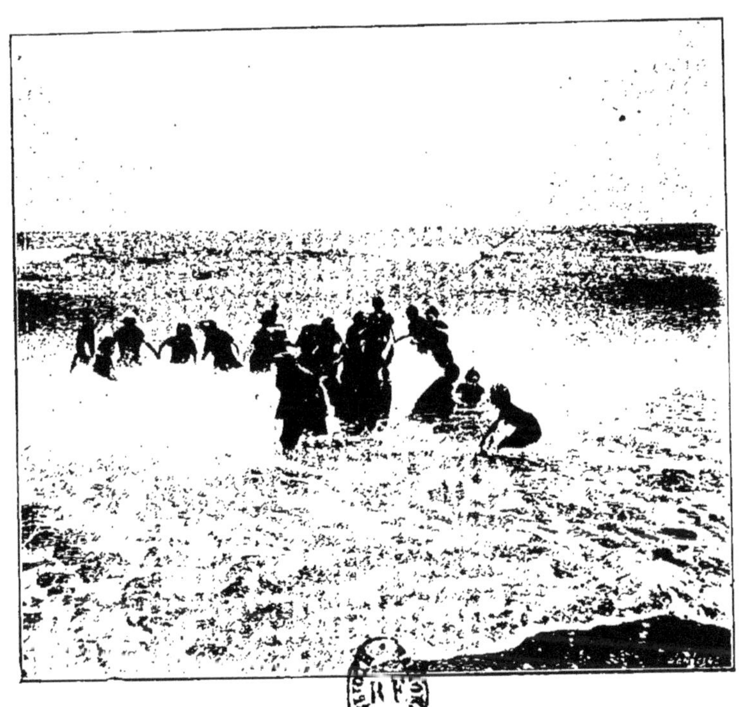

Planche IV. — Le bain.
Œuvre des Trois Semaines.

A. Bonnard.

6

L'OEuvre des Enfants à la montagne
de Saint-Étienne.

Nous étudierons cette œuvre aussi complètement

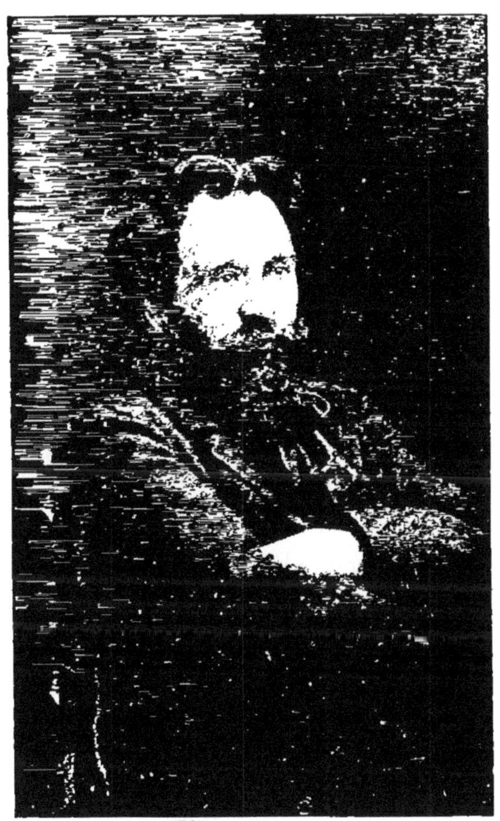

Fig. 8. — M. Louis Comte.

que possible, parce qu'elle fonctionne depuis une

dizaine d'années et qu'elle a fait ses preuves, et, parce qu'enfin elle nous a paru parfaitement organisée. Nous nous aiderons, pour cette étude, des comptes-rendus qui ont été publiés, et enfin des renseignements qui nous ont été donnés de vive voix par M. le Pasteur Comte, secrétaire général et fondateur de l'œuvre (fig. 2).

Il va tout d'abord nous raconter comment il devint l'apôtre de l'œuvre des enfants à la montagne.

LA MONTAGNE ET L'ENFANT

Il y avait une fois — cette histoire commence à la façon d'un conte de fée — un papa et une maman qui, assis à l'ombre d'un magnifique mélèze, à l'orée d'un bois, situé sur les contreforts du Mezenc, à 920 mètres d'altitude, regardaient, par une chaude après-midi d'août, leur petit garçon, âgé de quinze mois, courir sur le gazon en poussant des cris de joie et en jetant à tous les échos de grands éclats de rire.

Quel était ce papa ? Quelle était cette maman ? Quel était cet enfant ? comme disent les romanciers à la fin de leur feuilleton, avant d'écrire le sacramentel : « La suite à demain. »

L'enfant s'appelait Robert. Le papa est celui qui

écrit ces lignes et la maman, naturellement, était la femme du papa en question.

Robert était grand pour son âge. Malheureusement, à la suite d'une entérite, il était resté pâle, sans appétit, marchant à peine.

« Conduisez-le à la montagne », avait dit le médecin. Et nous avions conduit Robert à Montfaucon.

Ce fut une résurrection. Bientôt l'enfant prit un appétit de montagnard et, vingt jours après, il courait comme un jeune lapin qui se serait livré, sa vie durant, à cet intéressant exercice.

Or, que faire *en un bois*, à moins que l'on ne songe ?

Et le papa et la maman, assis à l'ombre d'un mélèze, songeaient ; mais ils songeaient tout haut, comme il convient quand on songe à deux.

Leur cœur débordait de reconnaissance pour la montagne, les sapins, les prairies, les sources, les ruisseaux, les oiseaux, les insectes, les vaches et le bon air.

Et ils disaient : puisque la Montagne ressuscite les enfants, il faut amener à la Montagne, car la Montagne ne voudrait pas aller à Saint-Étienne, tous les enfants malingres, maladifs, anémiques, rachitiques et scrofuleux de Saint-Étienne.

« Tout ce que vous voulez que les hommes fassent pour vous, faites-le de même pour eux », a dit Jésus.

C'est la loi d'or, cette loi.

En quoi Robert a-t-il mérité ce séjour qui lui donne santé, force, joie et gaîté? Il s'est donné la peine de naître. Tous les petits Stéphanois, enfants de mineurs, de métallurgistes, de passementiers, d'armuriers, ont les mêmes droits que lui à la santé, aux globules de sang rouge.

A la Montagne tous les enfants ! La Montagne est au bon Dieu, donc à tout le monde. Que les enfants commencent d'en profiter eux-mêmes en attendant le jour où tous les hommes — y compris les femmes — pourront reconstituer leurs forces en se plongeant, pendant un mois, dans la communion de notre bonne mère : la Montagne.

Quand on a une idée vraie, juste, il faut qu'elle s'extériorise et que du cerveau elle descende dans la pratique, se transforme en actes.

C'est ainsi que, douze mois après, j'amenai à la Montagne 52 enfants (1).

Les résultats furent si encourageants, et l'ardeur de l'apôtre était si grande, qu'en 1894, le nombre des petits colons fut de 160.

En 1895 le nombre des petits colons fut de	237
— 1896 — —	367
— 1897 — —	349

(1) *L'Idéal du Foyer*, août-sept. 1903.

En 1898 le nombre des petits colons fut de   535
— 1899   —   —   923
— 1900   —   —   1.157
— 1901   —   —   1.382
— 1904   —   --   1.831

Quelques mots sur le fonctionnement général : Dès le mois de mai, les parents, désireux d'envoyer leurs enfants à la montagne, les amènent pour les faire inscrire, dans une salle de la Préfecture, mise à la disposition du secrétaire général de l'œuvre. Ils payent un droit d'inscription de 1 fr. et s'engagent à verser, en deux ou trois fois, une cotisation en rapport avec leurs ressources.

Au commencement d'août, dès que les vacances scolaires sont ouvertes, les parents ramènent leurs enfants inscrits ; ils sont alors auscultés, examinés soigneusement, par des médecins de bonne volonté. Des dames ou des jeunes gens, suivant que l'examen porte sur des fillettes ou des garçonnets, inscrivent sur la fiche individuelle le résultat de l'examen fourni par le médecin (fig. 3).

Les examens terminés, on réunit alors les refusés, avec leurs parents, et on leur donne des conseils d'hygiène et de morale.

Quelques jours après, parents et enfants sont de nouveau convoqués et l'on assiste à une nouvelle scène peu banale ; mais passons encore la plume à M. Louis Comte, car il l'a décrite de main de maître :

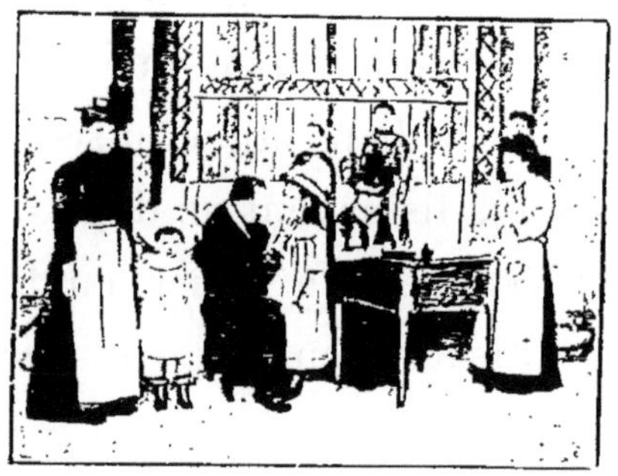

Fig. 3. — Examen médical des enfants.
Œuvre Stéphanoise des Enfants à la Montagne.

Les mères entrent les unes après les autres, suivies de leurs enfants. Ceux-ci sont arrêtés au passage par un docteur qui, rapidement, s'assure qu'ils ne sont atteints ni d'affection de la peau, ni de maladie du gosier.

Cette inspection ne dure qu'un instant, et l'enfant continue sa marche avec sa mère ; mais il est bientôt arrêté par une jeune fille qui épingle sur sa poitrine un morceau de carton rond, portant son nom, son numéro matricule et une couleur différente, selon l'endroit où il doit se rendre.

Quelques pas plus loin, l'enfant, poursuivant sa marche, est arrêté de nouveau par un monsieur, qui le fait monter sur une bascule, et lui remet un morceau de papier sur lequel est inscrit son poids.

De là, l'enfant se rend avec sa mère dans la partie de la salle où se trouvent des drapeaux de la même couleur que sa cocarde en carton. Là, des dames prennent le trousseau, que l'enfant a apporté avec lui, plié dans un petit sac de toile, l'examinent, s'assurent qu'il contient tous les objets nécessaires et, cette inspection terminée, le petit paquet est cousu et placé dans un grand sac sur lequel on a épinglé la couleur de la cocarde et du drapeau.

Maintenant, l'enfant est libre.

Le lendemain, à 5 h. 1/2 du matin, rendez-vous dans la cour de la gare de Chateaucreux. En arrivant, l'enfant va se placer sous le drapeau de sa couleur. Des jeunes gens et des jeunes filles, portant sur l'épaule un flot de rubans de la même couleur le reçoivent, pointent sa présence, et à 6 h. 1/4, tous les groupes étant formés, le secrétaire général donne l'ordre du départ. Chaque groupe, drapeau en tête, surveillants devant, sur les côtés et derrière, passe sur les quais de la gare, monte dans les wagons réservés, et à 7 h. moins 20, le train s'ébranle.

En route pour Dunières.

A Dunières, les enfants débarquent, et après un léger repas, toujours guidés par les drapeaux et les cocardes, ils montent dans de grandes diligences ; les petits à l'intérieur, avec une surveillante, et les grands, sur l'impériale, avec un surveillant. Les voitures s'ébranlent, suivies d'une autre plus légère, qui contient le secrétaire général et un médecin, avec sa pharmacie portative.

A portée, pédale un bicycliste, toujours prêt à se transporter rapidement sur tous les points de la caravane et à y transmettre les ordres.

En traversant les villages, la caravane s'égrène petit à petit, à mesure que les petits colons sont remis aux paysans qui doivent les héberger (Pl. V et VI).

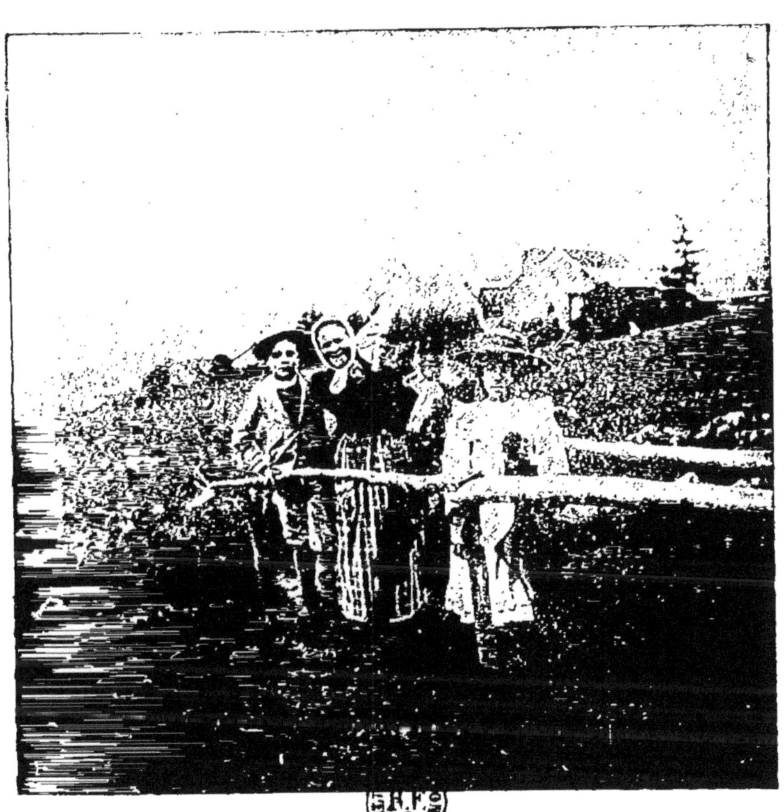

Planche V. — L'arrivée des colons.
Œuvre stéphanoise des Enfants à la Montagne, de M. L. Comte.

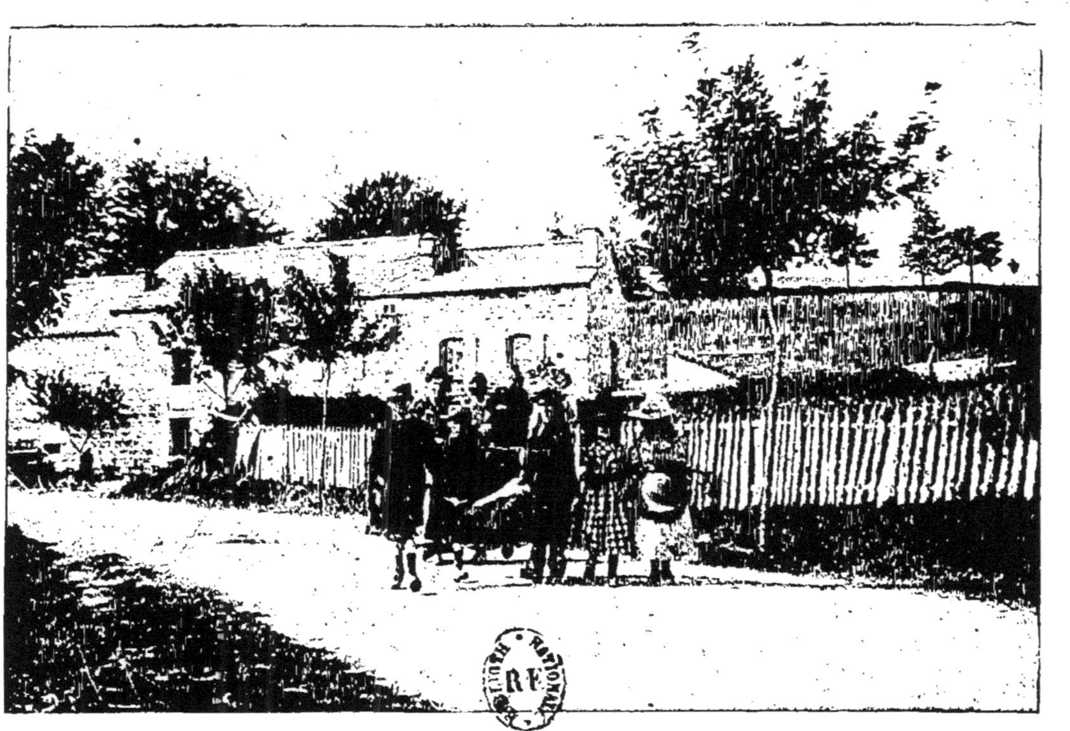

Planche VI. — La maison où l'on passe de délicieuses vacances.
Œuvre stéphanoise des Enfants à la Montagne.

Pour le retour, même cérémonial, mais en sens inverse. On voit, par ces quelques détails, qu'il ne doit pas être toujours facile de faire mouvoir cette foule d'enfants, souvent fous de joie, énervés par l'attente du départ.

Mais là, n'est pas toute l'œuvre stéphanoise ; grâce à son activité inlassable, son fondateur est arrivé à créer des sortes de filiales, non seulement dans tout le sud-est et le midi de la France, mais aussi en Algérie.

Les œuvres de la Ricamarie, de Firminy, de Rive-de-Gier, de Roanne, de Lyon (œuvre laïque, œuvre catholique du 4ᵉ arrondisssement, œuvre de la société de tempérance), de Tarare, Romans, Avignon, Nîmes, Albi, Castres, Alger, Oran, Annonay, etc., envoient plus de 6.000 enfants à la campagne ou à la montagne.

C'est bien là l'œuvre la plus puissante de notre pays, et aussi la mieux organisée, puisque chaque enfant, pour l'œuvre stéphanoise, ne revient qu'à 0 fr. 50 par jour et par enfant, plus 4 fr. 25 par tête pour frais généraux.

Si nous multiplions le nombre d'enfants envoyés par Saint-Etienne, 1831 par 45, nombre de jours passés à la montagne, nous arrivons au chiffre fantastique de 82.395 journées !

Colonie de vacances de l'Œuvre de la Chaussée du Maine.

L'œuvre de la Chaussée du Maine, fondée en 1871, pour venir au secours des veuves et des orphelins du siège de Paris, s'enrichit, en 1882, d'une section de colonie de vacances aujourd'hui très florissante.

Mais laissons Mlle Franck Puaux, directrice de l'œuvre, nous en expliquer elle-même le but :

Le dernier Congrès international d'Assistance publique et de Bienfaisance privée, réuni à Paris, à l'occasion de l'Exposition Universelle, s'est occupé particulièrement de la protection de l'Enfance, au point de vue judiciaire et au point de vue de la déchéance des parents indignes. Il a laissé de côté un sujet qui ne tentera jamais, croyons-nous, un auteur dramatique : que deviennent les enfants de Paris de six à treize ans, pendant les vacances scolaires? — il s'agit, bien entendu, des enfants pauvres, c'est-à-dire de la majorité des écoliers, pendant les mois d'août et de septembre.

Ce qu'ils deviennent ces petits ? C'est bien simple

et bien triste : ils vont dans la rue... Où pourraient-ils aller ?

La première semaine des vacances se passe assez bien ; si le garçon ou la fillette sont des travailleurs heureux, ils font une petite tournée de visites pour montrer leurs prix, ils les lisent, se font même prêter ceux des camarades. Et puis, après ?

Après, ils s'ennuient, font du bruit dans l'étroit logement, qu'il soit mansarde torride, ou rez-de-chaussée humide, empêchent la mère de travailler, troublent le sommeil des tout petits, font des niches aux autres gamins, causant ainsi des querelles avec les voisins du *carré* ou avec la concierge. La mère, lasse du bruit, les envoie jouer dans la cour, ou plus souvent dans la rue ; car les cours sont rares dans les immeubles ouvriers et n'y joue pas qui veut.

Les enfants sont alors exposés à tous les dangers de la voie publique, sur lesquels il est inutile de s'appesantir, car ils sont connus de tous.

La vie quasi-vagabonde que mènent les enfants, les repas irréguliers, les cigarettes fumées pas toujours en cachette (nous pensons aux garçonnets à qui des camarades apprennent *à être des hommes,* — pauvres petits, qui sont à l'âge du sucre d'orge !) les grandes chaleurs de l'été, l'eau de qualité médiocre, pour ne pas dire mauvaise, l'air malsain des quartiers ouvriers, l'hygiène défectueuse du logis, ne tardent pas à altérer la santé du petit Parisien ;

si une épidémie de rougeole ou de fièvre typhoïde éclate, les hôpitaux d'enfants sont vite remplis et les cercueils recouverts du pauvre drap blanc prennent en longues files le chemin d'Ivry ou de Pantin.

Le remède : envoyer les enfants à la campagne. Mais chez qui? avec quoi? La famille paysanne, quand il y en a une, est trop lointaine, les voyages sont dispendieux pour qui n'a pas d'avance. Il y a bien les Colonies scolaires, mais l'admission y est subordonnée à des conditions d'âge.

La pensée des souffrances endurées par les enfants pauvres préoccupait vivement, depuis plusieurs années, une femme de bien et ses amies.

En 1882, ces dames qui avaient fondé dans le quartier de la chaussée du Maine diverses Œuvres de secours pour les veuves et les orphelins des deux sièges de Paris, reçurent un don inespéré de 1.000 francs ; ce don leur était envoyé par une famille alsacienne, heureuse de la naissance d'une fille. Cette somme de 1000 francs permit de tenter un essai.

Vingt enfants, garçons et filles, choisis parmi les plus pauvres et les plus chétifs, furent envoyés à plus de 100 kilomètres de Paris. Il fallait fuir le contact de la population qui fréquente les environs de la grande ville, dans un rayon assez étendu ; on voulait de plus éviter de placer les enfants dans un grand bâtiment d'aspect froid, qui leur eût rappelé l'école ou l'hôpital et donné un avant-goût de l'usine ; — et puis, comme on pensait sinon à tout, du moins à beaucoup de choses, on désirait donner aux enfants une idée de la vraie vie des champs. Les premiers voyageurs furent installés dans une ferme de proportions vastes, qui fut jadis un relais de poste, du temps où on ne voyageait ni en teuf-teuf, ni même en chemin de fer, mais en poste — d'où le nom qui lui est resté : La Poste. Les riches voyageaient un peu, les pauvres quelquefois.

Cette ferme est bâtie dans un hameau dont l'histoire parle peu — si elle en parle ; les Bezards sont situés dans le Loiret, entre Montargis et Gien, dans cette partie du Gâtinais qui porte le nom de Puisaye ; c'est, pour donner une indication géographique exacte, le plateau assez élevé qui marque la séparation entre le bassin de la Seine et celui de la Loire. Le pays n'est pas de ceux qui font la réputation d'une contrée par la beauté des sites ; mais l'aspect en est agréable, la culture variée et le climat d'une salubrité absolue.

Le résultat de cette tentative fut si heureux que, l'année suivante (1883), le nombre des hôtes de la Poste était de 38, puis de 50 en 1884. A partir de l'année 1885, Mme Louis d'Eichthal qui habite, toute l'année, le château des Bezards et qui est propriétaire de la ferme qu'elle avait généreusement prêtée à Mme de Pressensé, fondatrice avec elle de l'Œuvre des Colonies de vacances, Mme d'Eichthal s'occupa

d'une nouvelle organisation de l'Œuvre. On laissa
certains enfants à La Poste ; mais le chiffre des voya-

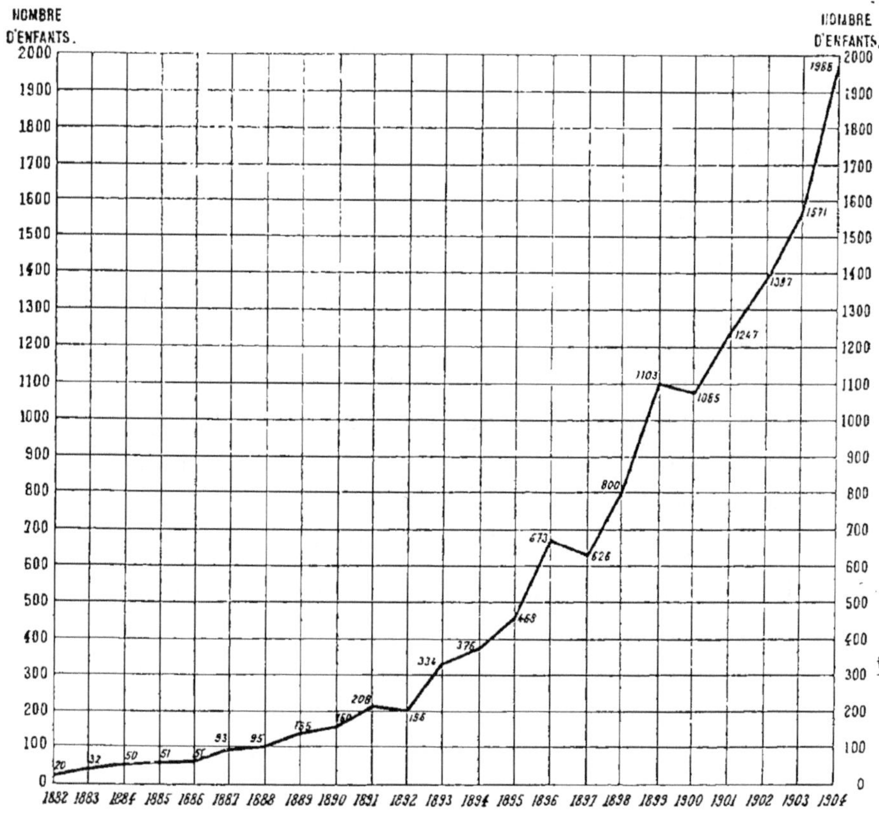

Fig. 4. — Les colonies de vacances de l'Œuvre
de la Chaussée du Maine.

geurs augmentant, des paysannes furent choisies
dans les hameaux et les villages voisins pour recevoir un plus grand nombre de colons.

Pendant l'année 1904, le nombre des petits Parisiens envoyés soit à la campagne, soit à la mer (la Maison Bleue) a été de 1.980, auxquels il faut ajouter 16 colons laissés l'hiver à la campagne (fig. 4). L'âge d'admission est de 5 à 15 ans. Le séjour est de 1, 2 et 3 mois et le prix est de 35 fr. par mois, voyage compris ; seuls, les frais de médicaments sont à la charge des bienfaiteurs.

L'Œuvre catholique des Vacances à la Campagne de Saint-Étienne.

Née en 1904, cette œuvre a commencé par envoyer à la campagne 238 enfants ; elle a adopté soit le système en colonies, soit le placement familial. Le prix de revient moyen a été de 23 fr. par unité pour un mois de séjour. En 1905, grâce au zèle de ses membres fondateurs, le budget a permis d'envoyer 433 fillettes ou garçonnets, choisis dans les familles les plus pauvres et les plus méritantes de Saint-Étienne.

L'Œuvre des Saines Vacances.

Elle a été fondée par M. de Lassuchette pour procurer à de jeunes garçons, de 12 à 18 ans, faisant partie des patronages catholiques de Paris, les bienfaits d'un séjour au bord de la mer. Le chalet Saint-Laurent, situé sur la plage d'Or, près de Bayeux, a été loué à cet effet. L'œuvre prend, en dehors des écoliers, de jeunes apprentis dont la santé est ébranlée.

En 1904, 70 enfants ont bénéficié d'un séjour à la mer ; les résultats ont été des plus satisfaisants :

70 enfants ont grandi de 0 m. 365 soit 0,0052 par tête
70   —   ont gagné 67 kil. 500 soit 0,964 par tête

L'OEuvre du Soleil pour procurer des vacances aux jeunes ouvrières de Paris.

Cette œuvre, essentiellement intéressante, a été fondée par Mme Dumontpallier, en juillet 1900.

Nous ne pouvons résister au plaisir de reproduire le touchant appel de cette généreuse bienfaitrice de la petite ouvrière.

Quand l'hiver fait place au riant printemps et que les beaux jours sont proches, les heureux de la capitale, mondains et mondaines, prennent leur essor vers les larges horizons où se trouvent, avec un ciel pur, les brises parfumées et les reposants ombrages.

D'autres, moins fortunés sans doute, mais encore privilégiés, attendent avec impatience le mois de vacances qui leur permet de réparer leurs forces dans une station quelconque et d'y prendre un repos bien mérité.

Et, dans Paris à l'atmosphère toujours lourde, il ne reste que les esclaves du travail et de la pauvreté, ceux et celles qui sont enchaînés à leur tâche quotidienne.

Parmi eux, se trouve la grande et intéressante légion des *Petites ouvrières*, pauvres oiseaux en cage, avides de grand air et qui voudraient aussi prendre la clef des champs.

C'est pour elles que l'*Œuvre du Soleil* a été fondée.

De même que *La Mie de Pain* a pour but de donner à manger à ceux qui ont faim ; de même que *La Goutte de Lait* fournit du lait pur et substantiel aux nourrissons qui veulent vivre, de même l'*Œuvre du Soleil* a pour but de donner, aux jeunes poitrines qui ont besoin de se dilater, les rayons du soleil et le grand air des montagnes.

Créée depuis trois ans, cette œuvre a déjà envoyé dans les montagnes du Limousin plus de quatre-vingts jeunes filles (soit vingt-cinq ou trente chaque année). Parties de Paris très anémiées, elles sont revenues après un traitement de cinq à six semaines, splendides de forces et de santé.

Le séjour de ces jeunes filles à la campagne est

une heureuse vie de famille. Elles sont reçues chez l'organisatrice de l'œuvre, maternellement soignées et surveillées par elle, et trouvent à sa table une réconfortante nourriture, dont l'élément principal est le laitage et les œufs.

Un médecin est attaché à l'Œuvre du Soleil à la campagne.

Outre les soins particuliers que nécessite l'état de santé de chaque enfant, le traitement général consiste en : Stationnement et exercice au grand air et au soleil, beaucoup de chant, de rire et de gaieté.

Chaque dimanche, les jeunes filles sont accompagnées à la messe à la paroisse voisine.

L'Œuvre du Soleil accueille, sans distinction de religion, tous les enfants auxquels elle peut être utile.

La maison de l'Œuvre du Soleil n'est pas un Sanatorium, c'est une simple, mais confortable demeure, où des presque centenaires passèrent leur existence. Cette maison gardera son modeste titre de la « Ferme de Villars ».

Mme Dumontpallier est seule à s'occuper de ses jeunes pensionnaires, elle ne les quitte pas pendant tout leur séjour, les fait manger à sa table, les mène en promenade, préside à leurs jeux. Dans une longue lettre, qu'elle a bien voulu m'adresser sur son œuvre, Mme Dumontpallier

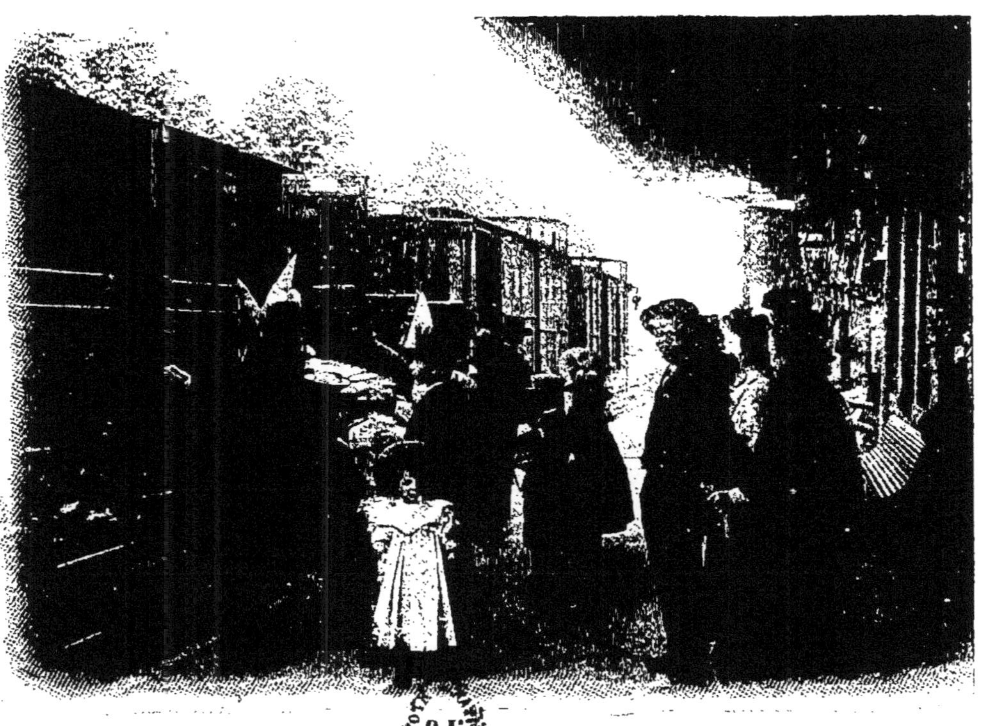

Planche VII. — L'Embarquement.
(Œuvre municipale Lyonnaise.)

insiste sur les bienfaits du chant en plein air, qui constitue une excellente gymnastique pulmonaire.

Pour être admises par l'œuvre, les jeunes filles ne doivent avoir aucune atteinte de tuberculose.

Le prix de revient est de 120 francs pour 6 semaines, voyage compris. Les résultats ont toujours été excellents et l'on a vu certaines anémiées prendre de 3 à 7 kilos 1/2 en 6 semaines.

L'OEuvre municipale Lyonnaise des Enfants à la Montagne.

Par son importance et sa puissante organisation, l'œuvre municipale vient en tête des œuvres du Grand Air à Lyon. Elle est due à l'initiative du Dr Beauvisage et de M. Blanchon, avec l'appui financier de la Caisse des écoles de la ville. Calquée sur l'œuvre stéphanoise du Pasteur Comte, elle en a suivi fort heureusement les procédés, et aujourd'hui, comme son aînée, elle est en pleine prospérité (Pl. VII, VIII et IX).

En 1901, pour ses débuts, elle a envoyé dans les montagnes de l'Ardèche 160 enfants ; en 1902, elle en a fait partir 635. Depuis, ce chiffre a doublé et même triplé.

Nous ne nous étendrons pas davantage sur cette œuvre importante, car, dans les chapitres suivants, nous y reviendrons souvent, nous éviterons ainsi des redites fastidieuses pour le lecteur.

La Société protectrice de l'Enfance de Lyon.

Cette très ancienne société ne s'occupait jusqu'à présent que de la protection des enfants du premier âge. Depuis deux ou trois ans, elle envoie à la campagne ses jeunes protégés, tenant peu compte de leur âge (de 2 à 15 ans), mais surtout de leur état de santé. Le mode de placement que cette société préconise a quelque chose de spécial qu'il nous a paru bon de faire connaître.

La méthode que nous employons, dit M. Pagnon dans son dernier rapport, est excellente...

D'abord, nous cherchons à obtenir des familles des indications nous permettant *de faciliter le départ des enfants pour les localités où ils ont un parent, une relation.* Ce système nous donne des résultats parfaits et il serait très heureux qu'on l'employât toujours de préférence. Grâce à lui, nous n'avons

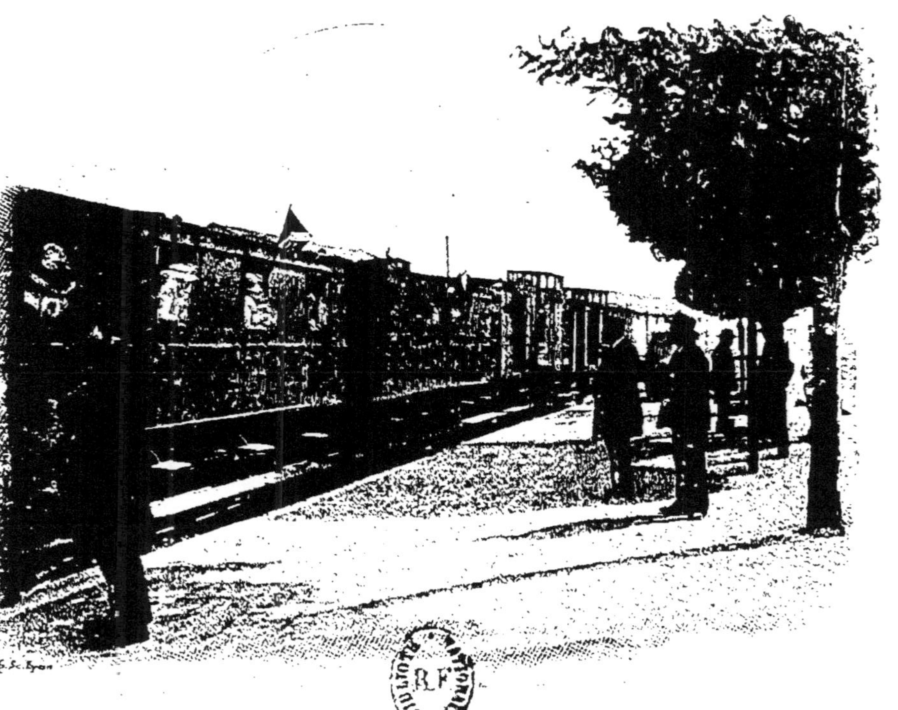

Planche VIII. — Inspection en cours de route.
Œuvre municipale Lyonnaise.

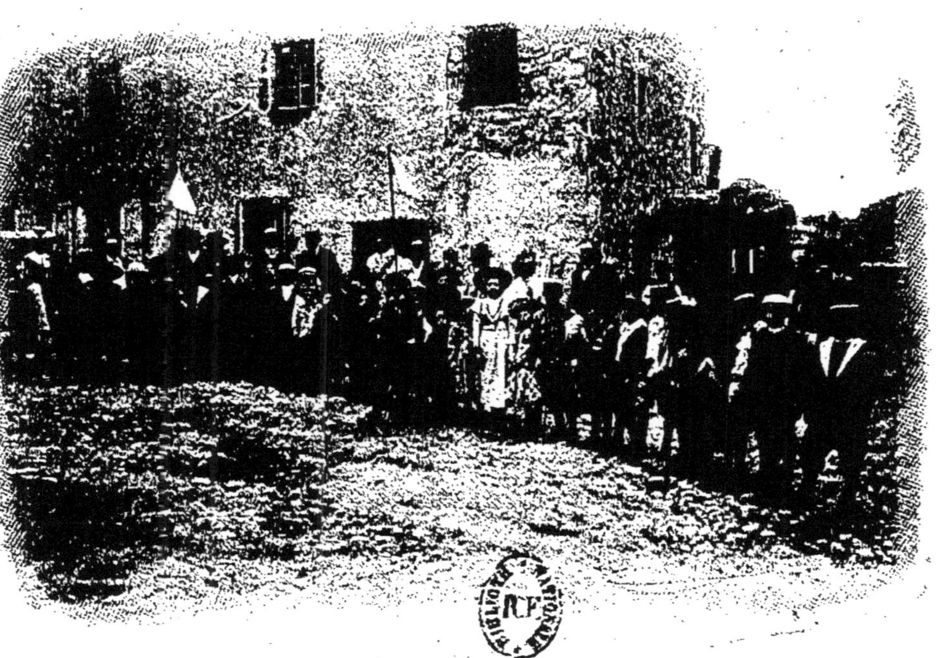

Planche IX. — L'Appel sur la place de Gilhoc (Ardèche).
Œuvre municipale Lyonnaise.

pas de responsabilité, nous sauvegardons complètement *la neutralité religieuse*, puisque les enfants
sont envoyés chez des personnes connues de leurs
familles et en faisant souvent partie ; les soins qui
leur sont donnés par des amis et des parents sont
meilleurs, ainsi que la nourriture ; en outre, *le coût
du séjour est moins élevé ;* au point de vue social,
nous resserrons souvent les liens que le temps a
relâchés entre deux fractions d'une famille par l'envoi des enfants, et enfin, ce système offre l'avantage
inappréciable d'offrir des ressources indéfinies pour
le *placement, puisqu'elles sont proportionnées*
au nombre de demandes qui nous sont faites.

La Colonie de Douvaine.

Fondée et dirigée par M. l'abbé Bruneau,
vicaire de la paroisse de Saint-Augustin de Lyon,
cette œuvre fait bénéficier d'un mois de séjour
à Douvaine (village situé au bord du lac de
Genève) un certain nombre d'enfants du quartier ouvrier de la Croix-Rousse.

Conçue dans un esprit très libéral, elle prend
tous les écoliers, à quelque école qu'ils appartiennent ; on choisit de préférence ceux qui, isolés,
sont les plus exposés aux dangers de la rue
pendant les vacances.

A. BONNARD.   8

Cette œuvre donne d'excellents résultats, soit au point de vue physique, soit au point de vue moral.

L'OEuvre de la Solidarité sociale du IIᵉ arrondissement de Lyon.

Encore une œuvre lyonnaise qui a pris naissance sous l'impulsion de deux hommes de bien, M. Michel Garnier et M. Bonnevay, conseillers municipaux.

Conçue dans un très large esprit de tolérance, elle accepte, comme la précédente, les enfants à quelque école et à quelque confession qu'ils appartiennent.

En 1902, année de sa naissance, cette œuvre a commencé par envoyer une vingtaine d'enfants. Le nombre a augmenté depuis, grâce à des dons plus nombreux. Chaque enfant revient à 30 francs pour un séjour de 30 jours.

Les enfants sont envoyés chez des cultivateurs de la belle vallée d'Azergue, près de Lyon.

A citer encore dans la région lyonnaise, l'établissement du Serverin (Isère), fondé par un philanthrope, M. Fisch. Depuis 1898, trois groupes de 150 enfants, soit 450, se succèdent chaque année et vont passer 21 jours dans le domaine mis à leur disposition par ce généreux fondateur.

Nous ne saurions passer sous silence l'œuvre protestante du pasteur Puyroche qui a envoyé depuis sa fondation, 1893 à 1902, 583 enfants en villégiature, sur les hauts plateaux du Mézenc.

L'Œuvre de la Société de Saint-Vincent de Paul.

Enfin la Société de Saint-Vincent de Paul a annexé, depuis deux ans, à ses autres œuvres, celle des enfants à la montagne. Elle a adopté le système de la colonie groupée. Elle a eu l'excellente idée d'utiliser les locaux libres pendant les vacances d'une école de village et d'un grand séminaire.

En 1904, 36 enfants ont été logés dans une école de Pelussin, 90 dans le séminaire de Verrières près de Montbrison, 20 fillettes dans l'école de Monsols. Pour la surveillance des garçons, des séminaristes de bonne volonté ont été utilisés ; pour les fillettes, ce sont les religieuses de l'école de Monsols qui s'en sont chargées.

L'œuvre catholique des enfants à la montagne, ainsi organisée, a donné de très bons résultats. A signaler l'heureuse innovation de M. l'abbé Vallier, directeur de la colonie de Verrières, qui a fondé un petit journal à l'usage des enfants qui ont fait partie des colonies de vacances : l'E-cho de la colonie de Verrière. Nous y reviendrons dans le chapitre intitulé : Résultats sociaux des œuvres du grand air.

La Colonie Scolaire des Petits Agenais.

M. Monbrun, conseiller de préfecture à Agen, a bien voulu nous donner des renseignements, très complets et très intéressants, sur cette co-lonie qu'il dirige lui-même. Vu l'originalité de son organisation, nous entrerons dans quelques détails à son sujet.

Quelques semaines avant le départ de la co-lonie, le directeur fait subir aux enfants une sorte d'apprentissage, d'éducation, pour faciliter sa tâche ultérieure. Il les réunit donc plusieurs fois, leur fait faire les exercices du soldat, les divise en compagnies, en sections, avec capo-raux, sergents, sous-officiers, fourriers.

« Ils font connaissance avec une discipline très paternelle mais très exacte, à laquelle sera soumise la colonie en marche.

Ils arrivent à constituer une troupe et non une bande qu'il serait impossible de tenir. C'est grâce à cette organisation, qu'un homme tout seul peut faire exécuter de longs voyages en chemin de fer, avec plusieurs changements de trains, à 70 bambins à moitié fous de joie, les conduire au sommet du Pic du Midi, les faire coucher parfois dans des granges ou greniers, lancer des avant-gardes à 30 et 35 kilomètres en avant, marche de nuit et de jour par tous les temps ; faire exécuter des marches de 40 kilomètres dans la même journée, sans que jamais, au cours de nos cinq campagnes, il se soit produit ou un accident, ou un cas de maladie, ou un incident sérieux ; parmi les incidents désagréables, beaucoup d'incidents agréables ; on conserve beaucoup de bonne humeur, de courage et d'entrain.

L'équipement est aussi spécial, les enfants portent un sac contenant le fourniment, leur vêtement de rechange, dont le poids est proportionné à leur âge et à leur force.

Bien entendu, tous les enfants de la colonie ne peuvent faire les grandes excursions, un certain nombre restent dans les villages et logent chez l'habitant.

Résultats : Cure intellectuelle et morale évidente.

Cure physique se traduisant par des gains en poids allant de 1 kil. 500 à 5 kilos, moyenne 2 kil. 900.

Beaucoup plus de fraîcheur dans le teint ; beaucoup de vivacité dans les mouvements. »

Parmi les œuvres parisiennes, il nous faut encore citer parmi les plus importantes :

L'œuvre des vacances de l'association des instituteurs pour l'éducation de la jeunesse, dont le président est M. J. Masson. De 1897 à 1902, elle a envoyé en colonies, soit au bord de la mer, soit à la campagne, 1377 enfants.

L'œuvre israélite des séjours à la campagne, due à la générosité de Mme Ephrussi, s'est rapidement développée. Mme et M. Louis d'Eichthal, en mettant le beau domaine des Bezards à la disposition de l'œuvre, lui ont donné un nouvel essor. En 1900, 102 enfants étaient envoyés à la campagne ; en 1901, 137. Les recettes de 1901 se sont élevées au chiffre respectable de 20.646 fr.

La maison maternelle de Mme Louise Koppe recueille pendant 1 à 3 mois les enfants des travailleurs qui, par suite de maladie ou de chômage, se trouvent momentanément aux prises avec la misère.

La Colonie de la Ligue fraternelle des Enfants de France.

La ligue fraternelle est née le 8 décembre 1896, sous les auspices de Mlle Lucie-Félix Faure, aidée d'un groupe de personnes désireuses de venir en aide aux misères de l'enfance.

Elle eut bientôt des comités régionaux dans toutes les principales villes de France, dont beaucoup ont organisé des colonies de vacances. Les comités de Lyon, de Clermont-Ferrand, de Thiers leur consacrent chaque année une somme importante.

L'OEuvre parisienne des Colonies maternelles Scolaires.

Fondée par un groupe d'institutrices des écoles maternelles de Paris, dans le but spécial de faire profiter d'une cure d'air les petits enfants de 4 à 7 ans que les colonies de vacances ordinaires ne prennent pas, cette œuvre s'étend à tous les arrondissements de Paris qui, du reste, la subventionnent.

La Colonie Enfantine du Val-Fleuri

Cette colonie accueille sans distinction de religion, d'écoles ou de nationalité, les enfants anémiés de Paris ou des départements. Elle est ouverte toute l'année. La durée du séjour n'est pas limitée ; elle dépend seulement des besoins de l'enfant, de un mois à deux et trois ans. Cette œuvre a été fondée par Mme Fortier-Preschel en 1898.

Les Colonies de Vacances de la ville de Paris

On a si bien compris l'utilité des colonies de vacances que chaque arrondissement a aujourd'hui la sienne. Des subventions de la ville, des cantines scolaires, des mairies ont permis l'achat d'immeubles souvent considérables à la campagne.

D'après le tableau, dressé par M. Delpy, les 20 arrondissements ont envoyé à la campagne, en 1902, 5.329 enfants, pour lesquels il a été dépensé 307.281 fr. 93.

Le prix de la journée de chaque enfant revient

entre 2,25 et 3,91, ce qui nous paraît un chiffre bien élevé.

Telle est, en abrégé, la longue liste des principales œuvres du grand air en France ; comme nous l'avons dit, au début de ce chapitre, nous aurions voulu les citer toutes, grandes et petites, nous aurions voulu conter leurs débuts, souvent bien modestes et toujours pénibles, car rien n'est difficile comme de faire le bien ; mais le cadre de ce livre est limité et, à notre grand regret, il a fallu nous borner.

CHAPITRE VI

L'EXAMEN MÉDICAL AU DÉPART

Examen médical des enfants au départ. — Son impor_
tance. — Méthodes diverses. — Uniformisation. —
Fiche médicale type. — Poids, taille, circonférence
thoracique, spirométrie, sang. — Influence du grand
air sur les globules sanguins. — Fiche sanitaire.

Le médecin, comme du reste dans presque
toutes les œuvres sociales, joue un rôle important dans l'organisation des colonies de vacances.
C'est lui qui va désigner, parmi tous les enfants
que l'œuvre présente, ceux qu'il faut prendre,
ceux qu'on doit éliminer.

Il fera donc un premier examen avant le départ, un second au retour, pour contrôler les résultats immédiats et souvent un troisième, quelques mois après la rentrée des petits colons, pour
apprécier les résultats éloignés.

Ces différents examens fournissent des renseignements qu'on doit recueillir avec le plus grand
soin, car, de leur comparaison, se dégageront plus

tard des données précises, presque mathématiques, qui permettront de faire rendre aux œuvres du grand air leur effet maximum.

Que de choses à apprendre sur les effets thérapeutiques de l'air, de la lumière, de l'altitude! Que d'études intéressantes à faire sur les réactions physiologiques de ces organismes si délicats que sont les enfants malingres des villes!

Il importe donc que l'examen médical soit aussi complet et aussi précis que possible. Malheureusement, cet examen se fait souvent à la légère. Généralement, ce sont des médecins de bonne volonté qu'on sollicite pour faire la sélection parmi les postulants. Leur dévouement ne fait jamais défaut, mais la tâche est presque toujours au-dessus de leur force d'attention. On les met en présence de plusieurs milliers d'enfants qu'ils n'ont jamais vus et sur l'état desquels il faut pourtant qu'ils se prononcent en quelques instants. L'aspect général est ce qui influence le plus; viennent ensuite les recommandations, la situation pécuniaire de la famille. Le médecin, la plupart du temps, a une fiche à remplir pour chaque enfant. Certaines de ces fiches sont trop compliquées, d'autres incomplètes ou mal comprises. Elles portent, à peu d'exceptions près, sur le poids, la taille, le périmètre thoracique, les vices de conformation, les affections contagieuses.

La fiche adoptée par l'œuvre municipale lyonnaise est ainsi divisée :

EXAMEN MÉDICAL

Age . . . .
1° Poids . . . .
2° Taille . . . .
3° Périmètre thoracique . . . .
4° Vices de conformation . . . .
5° Lésions organiques . . . . .
    a) Congénitales . . . . . .
    b) Acquises . . . .
6° Affections contagieuses . . . .
    a) Générales . . . .
    b) Locales . . . .

L'œuvre des saines vacances se contente, en dehors d'indications spéciales au sujet du régime à suivre, des données relatives au poids, à la taille, au périmètre thoracique. A l'œuvre de la chaussée du Maine, la fiche ne fait mention que de ces trois derniers éléments d'appréciation.

Par contre, certains expérimentateurs ont poussé l'examen médical aussi loin que possible, tel le docteur Mirabail :

Nos recherches, dit-il, ont porté sur quatorze mesures, réparties suivant les diverses fonctions : le poids, la taille, la respiration (circonférence thoracique moyenne, capacité vitale, distance interscapulaire et diamètre biacromial), la force musculaire (pression, traction des différents groupes musculaires). Nous y avons joint des mesures d'ergographie crurale, que nous avons dû abandonner par suite de l'inhabileté des enfants à servir de sujet dans ces expériences. Les variations du milieu intérieur ont été déterminées par l'examen du sang (numération des globules rouges et blancs, teneur en hémoglobine, variation de la forme leucocytaire) (1).

Pour faciliter leur tâche, les médecins chargés de l'examen d'admission ont l'habitude de résumer leur impression par un chiffre :

1, indique urgent ;

2, nécessaire ;

3, pas utile.

(1) *Thèse de Doctorat*, Toulouse, 1904.

Il ressort de tout ceci que les différentes œuvres du Grand air examinent leurs sujets suivant des méthodes diverses. Cette diversité a, à mon avis, un très grand inconvénient, celui de ne pas permettre de comparaison entre les résultats fournis. Il serait pourtant très utile de pouvoir tirer de ces résultats des données sérieuses et des conclusions certaines.

« *L'uniformisation* » des fiches serait donc nécessaire.

Il me semble que l'entente pourrait facilement se faire entre toutes les œuvres. La fiche type, après quelques tâtonnements, ne me paraît pas introuvable. Il y aurait également le plus grand intérêt à adopter une méthode unique, une technique, partout la même, pour les pesées, pour les mensurations thoraciques, pour les examens du sang.

A la fin de ce chapitre, nous tenterons l'essai d'une fiche qui certainement ne sera pas la fiche idéale, mais que nous nous efforcerons de rendre avant tout pratique.

En attendant, nous allons passer succinctement en revue les différents éléments d'appréciations employés pour le choix des enfants au départ.

Le Poids.

Le poids fournit des indications sur les variations de la masse du corps. C'est un élément facile à apprécier, c'est du reste le premier auquel on ait pensé.

Tout le monde connaît aujourd'hui l'importance des pesées chez les petits enfants, et chez tous ceux qui n'ont pas atteint leur croissance complète. Elles ne sont pas moins utiles chez les malades et, en particulier, dans les affections à longue échéance, comme la tuberculose pulmonaire. Dans les Sanatoria, on pèse souvent les malades, leurs poids sont soigneusement enregistrés et servent à construire des graphiques où il est facile d'étudier l'évolution de la maladie.

Dans la plupart des œuvres du Grand air, on ne pèse qu'au départ et à l'arrivée, c'est trop peu, à notre avis, car des pesées plus fréquentes ne manqueraient pas de donner d'utiles indications.

A la villa-sanatorium de « la Chantade »,

nous pesons les jeunes syndiquées tous les huit jours ; nous avons l'avantage de pouvoir suivre l'effet de la cure de plus près. De plus la constatation d'une diminution de poids nous mettrait sur la voie d'une affection méconnue ou même dissimulée, comme il arrive souvent.

Nous y reviendrons lorsque nous étudierons les résultats des colonies de vacances. Maintenant nous allons tâcher de préciser les conditions dans lesquelles les pesées doivent s'effectuer (Pl. X) : n'user que d'une bascule exacte et dont la sensibilité soit au moins de 50 grammes ; se servir du même instrument pour les mêmes sujets ; peser les enfants avec le même costume, ne laisser aux garçons que leurs bas, leur chemise et leur pantalon ; aux fillettes, leurs bas, leur chemise et leur jupon. L'heure des pesées n'est pas non plus indifférente : choisir une heure uniforme, à jeun, ou 3 ou 4 heures après les repas.

Passons maintenant à l'augmentation de la taille.

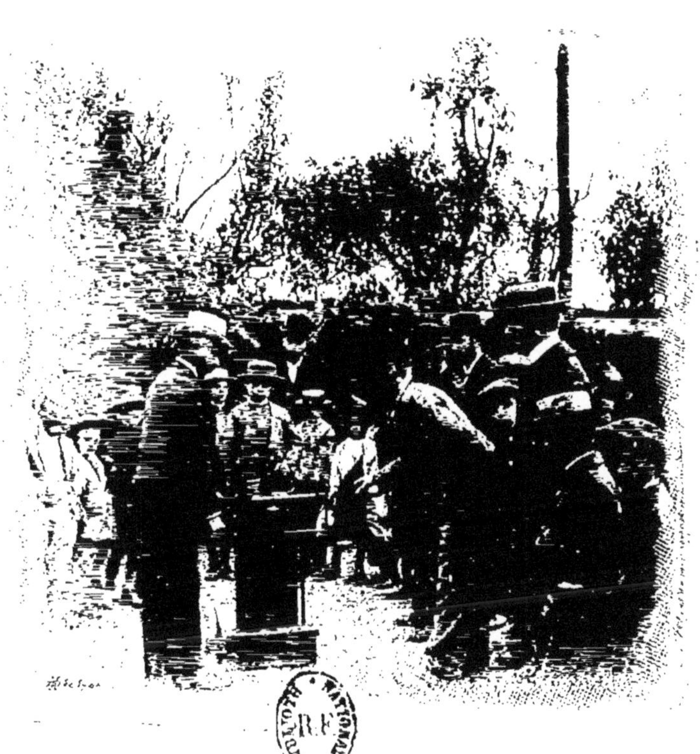

Planche X. — Le Pesage à Alboussières.
Œuvre municipale Lyonnaise.

La Taille.

« La taille, dit Topinard, est le résultat de la croissance dans le sens vertical des os qui forment la charpente du membre inférieur, du tronc, du cou et de la tête.

« Cette croissance n'étant que l'expression de l'excès du mouvement d'assimilation et de renouvellement de la matière calcaire sur celui de la désassimilation et de la résorption, il est rationnel que l'état de santé ou de maladie, qu'une bonne ou une mauvaise alimentation et tout ce qui concourt aux conditions de la vie, aient une influence sur la rapidité d'accroissement de la taille. »

Il n'est donc pas surprenant que le séjour des enfants au grand air ait une action sur la croissance. En effet, toutes les œuvres signalent une augmentation manifeste de la taille au retour. Elle se prend à l'aide d'un ruban métrique métallique cloué contre un mur et d'une équerre dont un des montants glisse le long du ruban et dont l'autre est appuyé sur la tête du sujet. Ce dernier doit avoir les pieds nus et les talons appuyés au mur.

La Circonférence Thoracique.

Peu de colonies recherchent un élément de sélection dans les mensurations du thorax, probablement parce que les mensurations sont très difficiles à prendre d'une façon exacte.

Voici la technique classique la plus ordinairement employée :

Le sujet ayant les bras levés, on passe un ruban métallique souple sous les aisselles, de façon à ce que le bord inférieur du ruban passe au-dessus des mamelons : les bras baissés, le ruban doit croiser perpendiculairement le thorax et les omoplates. La respiration étant calme, on fait la lecture au moment de l'inspiration et de l'expiration, et l'on prend la moyenne.

A ce procédé classique et ancien, nous préférons la technique que le Pr Grancher indique. « L'indice thoracique des côtés droit et gauche est pris à l'aide d'un centimètre dont le 0 est placé sur l'apophyse épineuse, face aux deux mamelons. Le centimètre est double et les deux indications se rejoignent sur le sternum en passant sous les mamelons. Les chiffres relevés sont, par exemple, 33 pour chaque côté, ou 33 1/2 pour le côté droit et 33 pour le côté gauche. »

D'une façon générale, la circonférence thoracique normale doit égaler la demi-longueur de la taille. Ce rapport est du moins admis comme exact pour les adultes.

Dans le choix des postulants, l'aspect général, la conformation extérieure du thorax ne sont pas choses négligeables, au point de vue de la prédisposition à la tuberculose. Un thorax plus large en bas qu'en haut n'est pas normal.

Quelques auteurs ont porté, tel que le Dr Mirabail, leur attention sur les dimensions du diamètre biacromial et du diamètre interscapulaire.

« On sait en effet, que dans les cas de prédisposition à la tuberculose, les scapulæ alatæ sont dues à une diminution de tonicité du trapèze, de sorte que l'angle externe de l'omoplate s'abaisse et l'angle inférieur fait saillie en arrière ; le moignon de l'épaule s'abaisse aussi et se porte en avant, creusant la poitrine ; la distance biacromiale est alors diminuée. »

Le diamètre interscapulaire, mesuré au niveau de la base de l'épine de l'omoplate, paraît donner des indications sur la prédisposition des sujets à la tuberculose, mais « ses variations physiologiques, suivant la position que prend l'individu examiné, dépassent de beaucoup les variations que nous pouvions constater sous l'influence du séjour à la montagne ».

Par conséquent, cette dernière mensuration ne peut donner aucun renseignement pratique.

Spirométrie (Capacité vitale). — Elle permet de déterminer à l'aide d'un appareil spécial les diverses quantités d'air mis en jeu pour la respiration. Le spiromètre de Verdin est le plus employé. Malheureusement le maniement des spiromètres, en général, est difficile, les enfants s'en servent mal, de sorte que les résultats sont très douteux.

Force musculaire. — La force de la contraction de différents groupes de muscles peut donner quelques indications sur la vigueur du sujet. L'appareil employé est généralement le dynamomètre du Dr Regnier. Les causes d'erreur sont nombreuses. C'est ainsi que MM. Binet et Vas-

chide ont observé des différences de 3 à 4 kilos
entre la pression obtenue par des enfants agissant
seuls, et celle obtenue dans le cas où les enfants
étaient mis en présence de leurs camarades.

Mirabail a étudié sur les enfants de la colonie
de vacances des petits Toulousains la force de
pression de la main, la force de traction à la
hauteur de la poitrine, la force de la traction
lombaire, poids soutenu à bras tendu ; il reconnaît
lui-même que les résultats sont très incertains.

Le Dr Langlet, dans son rapport médical sur
la colonie des écoles de Reims, se montre également très sceptique sur les données du dynamomètre. La cause est donc, je crois, entendue.

Le Sang.

Bien plus intéressantes et autrement démons-
tratives, sont les études entreprises sur les modifications de la composition du liquide sanguin,
chez les enfants envoyés à la campagne.

Il y a quelques années que les nombreuses
recherches de Paul Bert, Muntz, Viault ont mis
en lumière l'augmentation considérable du nombre
des globules rouges du sang chez les êtres.

hommes et animaux, transportés sur le sommet des montagnes, à une altitude élevée.

De nombreuses études ultérieures, faites à toutes les altitudes et sous toutes les latitudes, ont confirmé les premiers résultats et définitivement démontré la merveilleuse aptitude qu'a le sang de se modifier, suivant les besoins de l'organisme et la composition du milieu ambiant.

A la montagne, la tension de l'oxygène diminue, il faut donc au sang une plus grande activité, une plus grande capacité, pour absorber la quantité d'oxygène normale. Cette plus grande capacité se traduit par une augmentation du nombre des globules et une quantité plus grande d'hémoglobine. Les nombreux expérimentateurs qui se sont passionnés pour ces recherches ont montré que cette multiplication globulaire se faisait avec une très grande rapidité, qu'elle commençait même quelques heures après le changement d'altitude.

Mais cette aptitude du sang ne se manifeste pas seulement dans les conditions où la tension de l'oxygène diminue, mais aussi dans celles où les matériaux alimentaires sont introduits, en excès, dans la circulation et où, par suite, une plus grande activité respiratoire est nécessaire. Tel est le cas des animaux soumis à l'engraissement intensif.

Les nombreuses observations du Dr Paul Regnard, auteur du beau livre, la *cure d'altitude*, sur les animaux primés au concours général agricole du Palais de l'Industrie, démontrent que leur sang est beaucoup plus riche en hémoglobine et en substances fixes que celui des animaux ordinaires. Ces mêmes recherches ont abouti à la constatation d'une capacité respiratoire très augmentée.

Les recherches faites sur les enfants des colonies de vacances ont ouvert un horizon nouveau ; elles démontrent nettement que l'altitude n'est pas nécessaire à la pullulation globulaire rapide. Le séjour à la campagne, une alimentation plus riche, produisent les mêmes effets.

Resterait pourtant à savoir si l'altitude n'agirait pas plus vite que le séjour à la plaine. Il y aurait là une expérience très instructive à faire, et dont les données pratiques ne seraient pas à dédaigner : prendre un lot d'enfants placés dans les mêmes conditions, en installer une moitié à la plaine et l'autre à l'altitude, faire des numérations globulaires de huit jours en huit jours et comparer les profits.

Peut-être trouverait-on économie, vu les résultats, à envoyer la plus grande partie des enfants à une certaine altitude. Il y aurait peut-être là une économie à réaliser, au point de vue de la durée de la cure, et par conséquent, au point de vue pécuniaire.

Souhaitons qu'il se trouve quelque expérimentateur pour en faire l'essai.

Sans vouloir anticiper sur le chapitre que nous avons intitulé, *résultats des œuvres du grand air*, nous pouvons dire que les recherches faites ont abouti à une conclusion très encourageante à ce point de vue.

Il est donc utile de compter l'examen du sang parmi les méthodes d'investigation au départ des enfants, toutes les fois qu'on le pourra.

La numération globulaire est du reste d'une technique relativement simple, un microscope et un hématimètre, celui de Hayem, par exemple, suffisent amplement. Une piqûre d'épingle, faite au doigt, amène la quantité de sang nécessaire à l'examen.

On prend pour base le millimètre cube de sang. Le nombre des globules varie naturellement avec l'âge. La moyenne trouvée chez les enfants de 5 à 15 ans varie un peu suivant les auteurs. Gilbert et Giuli le fixent à 4.000.000, Maurel à 4.700.000 pour des enfants des villes. Duperie et Cadet, pour le même âge, à 5.168.000 pour les enfants de la campagne.

La recherche de l'hémoglobine est également intéressante. Elle se trouve facilement à l'aide de l'hémomètre de Fleisch. Elle varie avec l'âge, entre 5 et 15 ans; elle est, en moyenne, de 11 gr. 6 pour 100 gr. de sang.

L'évaluation des globules blancs intéresse également le médecin chargé de l'examen des enfants des colonies de vacances.

La plupart des auteurs donnent une moyenne pour l'enfant, de 5.600 globules blancs par millimètre cube; mais ce nombre est très variable. Aussi la plupart des auteurs ne considèrent, comme pathologique, qu'une leucocytose dépassant 10.000 globules blancs. Ces numérations se font au moyen de l'hématimètre de Hayem.

Le Dr Mirabail compte, pour la moyenne de 30 enfants qu'il a examinés, 7.416 globules blancs par millimètre cube.

La Fiche-Type.

Œuvre de ....

N° ....
Nom de l'enfant ....
Prénoms ....
Né à .... le .... âge ....
Profession des parents ....
Adresse des parents ....

EXAMEN MÉDICAL

Fait, le .... 190...... | Fait le .... 190 ..

Poids au départ .... | ...... |Au retour| ...... |différence......

l'enfant est pesé pieds nus, ne garde que son pantalon et sa chemise.

Taille .... | ...... |au retour| ...... |différence......
(pieds nus).
Périm. thorac. { côté droit.. | ...... |au retour| ......
{ côté gauche | ...... |au retour| ......
pris de l'apophyse épineuse du rachis au sternum.

<table>
<tr><td>Au départ</td><td>Au retour</td></tr>
</table>

Vices de conformation :
rachitisme (lésions os-
seuses), déformation des
membres et du rachis,
Affections de la peau   ....
Affections du cuir cheve-
lu, contagieuses ou non
....

Ganglions du cou, de l'aisselle ou de l'aine, volu-
me, nombre
Percussion des poumons
....

Auscultation des poumons

.   ...

L'inspiration a-t-elle le
même timbre des deux
côtés ? ....
Auscultation du cœur ....
Examen du pharynx ....
État des amygdales ....
Examen rapide des yeux,
oreilles, nez (ozène) ......
Incontinence d'urine ? ....
Incontinence des matières
fécales ?   ....
Est-il vacciné et revac-
ciné ?.................. ....
Affections   contagieuses

....

Maladies ....

Examen complémentaire s'il y a lieu.
Urine .... pression sanguine.
Examen du sang .... radiographie.

Avis	*Soins spéciaux*
0 Opposition absolue	Lieux de séjour.
1 Urgent	
2 Utile	
3 Pas nécessaire	

RENSEIGNEMENTS

Famille : contributions { personnelle et mobilière. / patentes. / foncière.

Loyer .... genre de logement (nombre de pièces, nombre de locataires).

Salaire ....

Nombre d'enfants .... filles .... garçons ....

Age des filles .... âge des garçons ....

Situation des parents (veuf, abandonné ....).

Séjours dans les colonies de vacances.

190 { Placé chez .... / A ....

190 { Placé chez .... / A ....

190 { Placé chez .... / A ....

Observations concernant le séjour.

Versements : 190 _________ , 190 _________ , 190 _________ .

Comme on vient de le voir, la fiche médicale comprend deux colonnes : la première contient les résultats de l'examen au départ, la seconde ceux consignés au retour.

1º Le poids doit être pris, comme nous l'avons dit, les pieds nus, l'enfant ne gardera que son pantalon et sa chemise.

2º Pour la taille, les pieds nus également.

3º Le périmètre thoracique comprendra la mensuration de la partie droite et de la partie gauche, suivant la méthode du Pr Grancher.

Les vices de conformation seront consignés avec soin : l'enfant est-il boiteux, est-il atteint de luxation congénitale, paralysie infantile ancienne, etc.? A-t-il des lésions du rachis, des lésions syphilitiques congénitales.

On relèvera les différentes affections de la peau : eczéma, prurigo, impétigo, pelade, etc.

L'enfant est-il porteur de ganglions du cou, des

aines, de l'aisselle ? volume de ces ganglions ?

C'est là une constatation très importante à faire, qui devra fortement peser sur la décision des directeurs de l'œuvre au point de vue de l'admission. Les inflammations ganglionnaires indiquent une disposition à la tuberculose pulmonaire : en constatant la présence de ces ganglions, on doit toujours penser à une tuberculose latente ; nous nous sommes du reste longuement expliqué sur ce point dans le chapitre III.

Nous estimons que l'auscultation des poumons est indispensable pour tout enfant partant pour les colonies de vacances.

Elle doit porter sur un point essentiel : sur l'inspiration qui doit avoir la même amplitude et donner la même sensation auditive des deux côtés. Si l'on trouve des inspirations dissemblables, on doit suspecter déjà l'enfant de tuberculose au début. A fortiori, si l'expiration a une résonnance anormale et si la percussion révèle des parties mates ou résistantes au doigt.

Dans le cas où s'ajouterait à ces symptômes la présence de ganglions hypertrophiés du cou, il n'y aurait plus de doute, l'enfant devrait, de préférence, être choisi pour une cure d'air aussi prolongée que possible.

On auscultera le cœur avec soin, car il serait dangereux d'envoyer des cardiaques dans les stations d'altitude. On passera à l'inspection du pharynx : les amygdales sont-elles hypertrophiées? relève-t-on la présence de végétations adénoïdes ou d'ulcérations suspectes? Le médecin complétera par un examen superficiel des yeux, des oreilles, du nez (ozène).

Enfin, point important, l'enfant est-il atteint d'incontinence d'urine ou des matières fécales?

Relève-t-on la présence d'affections contagieuses : fièvres éruptives, diphtérie, coqueluche?

On ne saurait se passer de rechercher si l'enfant a été vacciné et à quelle date a été opérée la vaccination obligatoire.

Cet examen, déjà assez complet, pourra encore s'augmenter d'une analyse d'urine, de l'examen du sang, de l'étude de la pression sanguine, enfin d'un examen radiographique du poumon, mais cette dernière partie n'est pas indispensable, on peut fort bien s'en passer dans la pratique.

En résumé, à notre avis, les éléments indis-

A. BONNARD.   10

pensables d'appréciation seront fournis par le poids, la taille, le périmètre thoracique, par l'auscultation du cœur et du poumon et par la recherche des ganglions hypertrophiés.

La notation de l'avis du médecin pourra être figurée comme suit :

1 Urgent ;

2 Utile ;

3 Pas nécessaire ;

en y ajoutant 0 pour opposition absolue.

Enfin la fiche médicale pourrait se terminer par des conseils sur le lieu de séjour qui conviendrait le mieux (mer, montagne ou plaine).

La fiche serait complétée par des renseignements sur les impôts payés par la famille, sur le loyer, le nombre d'enfants, leur âge, la situation des parents.

Il est certain que la tâche du médecin sera simplifiée lorsqu'on sera arrivé à rendre obligatoire la fiche sanitaire pour chaque enfant fréquentant les écoles. On pourra y suivre l'évolution de l'enfant, pour ainsi dire pas à pas, et la fiche médicale des colonies de vacances ne deviendra que le résumé de la fiche sanitaire.

CHAPITRE VII

Poids. — Taille. — Circonférence thoracique. — Capacité vitale. — Spirométrie. — Sang. — Hémoglobine. — Augmentation des globules rouges — Globules blancs.

Dans un chapitre précédent, nous avons parlé
des méthodes d'examen des enfants au départ,
portant sur le poids, la taille, le périmètre thoracique, le sang, etc. Nous allons maintenant
reprendre chacun de ces éléments et voir les
modifications que le séjour au grand air leur
apporte.

Le Poids.

Presque tous les comptes-rendus d'œuvres
mentionnent les modifications en poids de l'enfant. Ces comptes-rendus accusent tous une
augmentation de 1, 2, 3, 4, 5 kilos, après 30

ou 40 jours de séjour à la montagne ou à la mer ; malheureusement les personnes chargées des pesées n'ont pas toutes pris les précautions que nous avons indiquées au chapitre précédent, ce qui rend les résultats peut-être un peu suspects, dans tous les cas, difficilement comparables.

Pour apprécier ces données à leur juste valeur, il faudrait tenir compte de l'augmentation en poids normale allant avec l'accroissement de la taille ; malheureusement ce chiffre normal est difficile à préciser. Des auteurs qui font autorité, comme Gilbert et Pagliani, fournissent des chiffres assez différents ; néanmoins on ne saurait leur refuser une certaine valeur. L'augmentation en poids subit aussi, d'après Malling Hansen, des maxima et des minima, suivant les saisons.

Août-novembre, accroissement maximum.

Avril-juillet, accroissement minimum.

Janvier-mars, accroissement intermédiaire.

Le tableau suivant emprunté au Dr Mirabail (1) pourrait être pris comme type :

(1) Thèse de Toulouse, 1904.

OEuvre des Petits Toulousains.

AGE	NOMBRE de cas	ACCROISSE-MENT MOYEN	ACCROISSEMENT		ACCROISSEMENT NORMAL POUR DEUX MOIS	
			Minimum	Maximum	d'ap. Gilbert	d'ap. Pagliani
9 à 8	7	0 k. 900	0 k. 500	1 k. 500	0 k. 400	»
10 à 11 1/2	10	1 k. 300	0 k. 000	2 k. 700	0 k. 400	0 k. 700
12 à 13	8	1 k. 900	0 k. 700	3 k. 400	0 k. 700	0 k. 700

Dans une étude très scientifique (1), un mathématicien a pris, une à une, les pesées au départ et au retour, fournies par les colonies de vacances du Pasteur Comte, et les a coordonnées en graphiques des plus instructifs. Les conclusions, portant sur plusieurs milliers de cas, ont une valeur qu'on ne saurait négliger.

Les voici :

1° De deux enfants du même sexe et du même âge, celui qui profite le plus du séjour à la montagne est le moins lourd.

2° De deux enfants pris au départ, dans les

(1) *Bulletin médical*, oct. 1903.

mêmes conditions relatives par rapport à la moyenne des poids de leur âge, celui qui retire le plus grand bénéfice de la montagne est : à égalité de sexe, le plus âgé ; à égalité d'âge, la fille. Nous avons nous-même fait quelques recherches parmi les statistiques qu'a bien voulu nous fournir l'œuvre municipale lyonnaise : nous y trouvons pour l'année 1902 :

			Augmentation moyenne
Commune d'Alboussières :	15 garçons,	1 k. 980
—	—	9 filles	3 k. 165
—	St-Apollinaire de Rias	52 garçons	2 k. 010
—	—	10 filles	2 k. 700
—	de Vernoux :	34 garçons	2 k. 230
—	—	16 filles	2 k. 685

Mêmes constatations pour les colonies de vacances de Mlle Delassaux.

La colonie de Choux-Boismorand, composée de 64 garçons et de 40 filles, a donné les résultats suivants (fig. 5 et 6) après un mois de séjour (1).

(1) Le trait en pointillé indique l'accroissement normal, le trait plein l'accroissement obtenu grâce aux colonies de vacances.

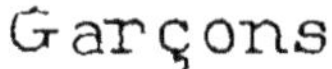

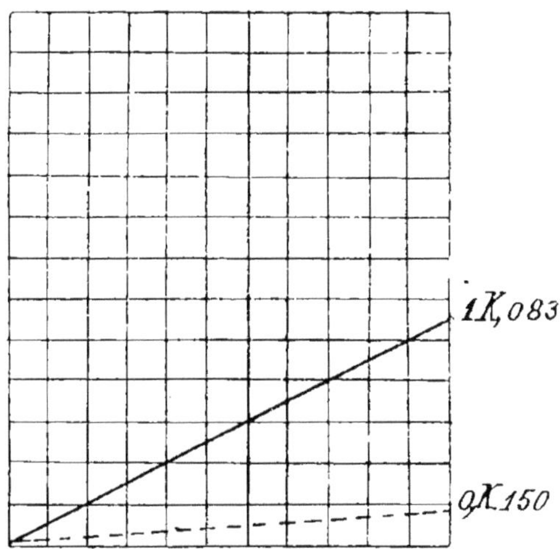

Fig. 5. — Résultats obtenus en un mois de séjour (garçons).

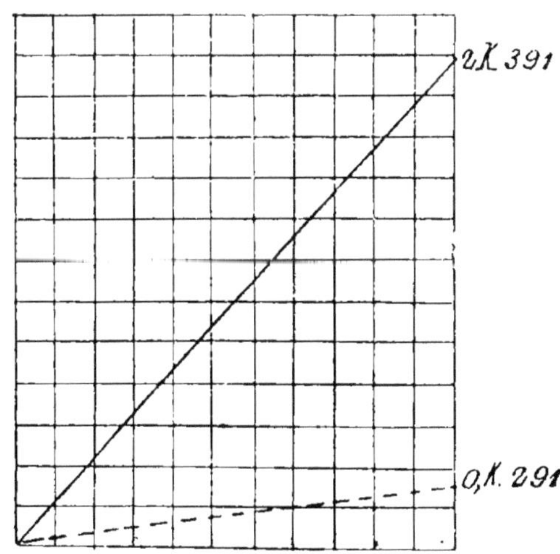

Fig. 6. — Résultats obtenus en un mois de séjour (filles).

L'augmentation du poids en moyenne a été de 1 kil. 347 pour les filles et de 0 kil. 937 pour les garçons. Il s'agit toujours, bien entendu, d'enfants à peu près du même âge, entre 7 et 12 ans.

M. et Mme de Félice ont publié (1) des graphiques excessivement intéressants, montrant d'un côté l'augmentation normale en poids, et de l'autre, l'augmentation due au séjour en colonies de vacances. Garçons et filles ont gagné en poids, 7 à 8 fois la normale, on pourrait même dire 12 fois au moins, car comme l'écrit M. de Félice :

> Il faut observer que nous comparons ici les accroissements obtenus aux accroissements normaux, mais dans leur milieu habituel, mal nourris, vivant dans des conditions médiocres d'hygiène, les enfants que nous envoyons aux colonies de vacances restent habituellement bien en dessous de la ligne d'accroissement normale et accusent une différence encore plus sensible avec le gain obtenu pendant les vacances (fig. 5 et 6).

Durant le séjour des membres du Syndicat de l'Aiguille lyonnaise à la villa de la Chantade, nous

(1) *L'Idéal du Foyer*, août-sept. 1903.

avons pris des pesées nombreuses et précises.
Ce que ces pesées ont présenté de particulier,
c'est qu'elles ont été effectuées de huit jours en
huit jours. Il s'agissait de jeunes ouvrières entre
15 et 25 ans. Le séjour était de 30 jours environ.

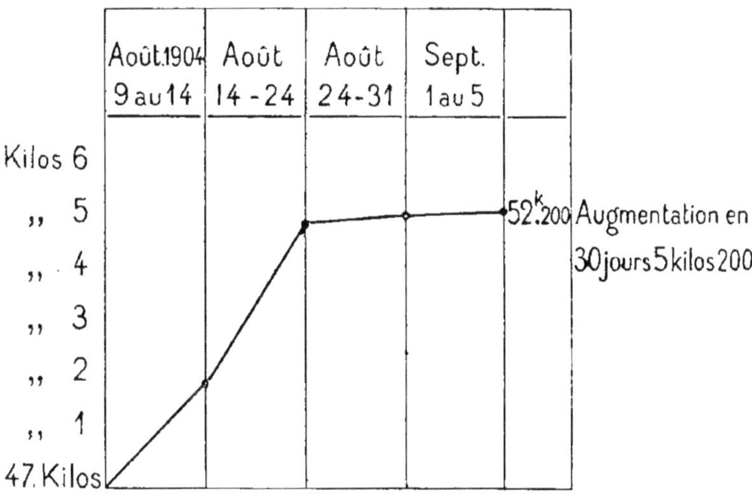

Fig. 7. — Marche de l'augmentation
de poids.

Nous avons presque toujours remarqué, comme
l'indique le diagramme ci-dessus (fig. 7), que
nous prenons comme type, que l'ascension de la
ligne des poids est brusque, presque verticale,
pendant les 15 premiers jours, et qu'ensuite, elle

se maintient à peu près complètement horizon-

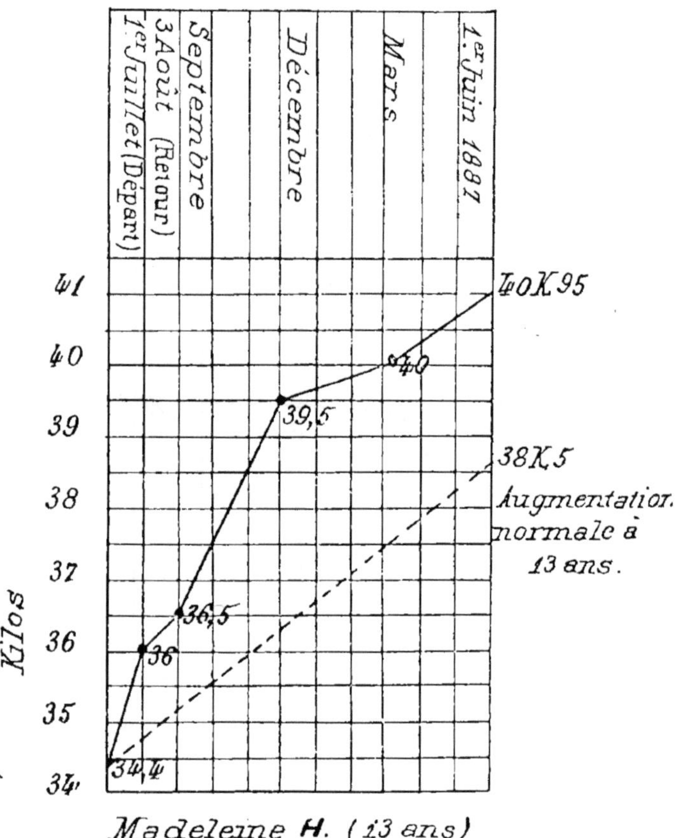

Fig. 8. — Augmentation de poids pendant 11 mois d ont 1
aux colonies de vacances.

tale. C'est une particularité que nous tenions à
signaler en passant.

L'AUGMENTATION N'EST PAS PASSAGÈRE

Le Pasteur Bion dit dans son rapport :

Cette augmentation n'est pas passagère; elle ne se

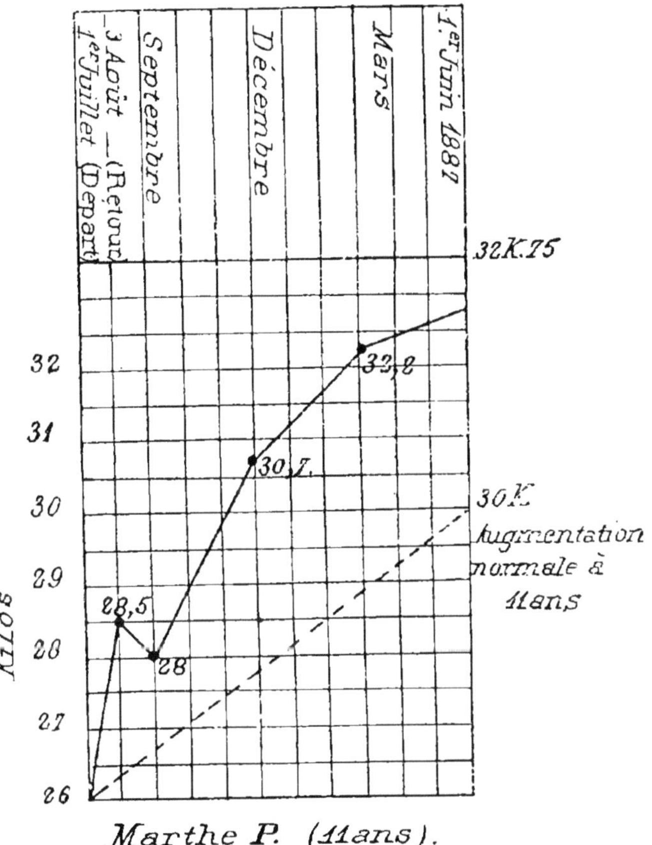

Fig. 9. — Augmentation de poids pendant 11 mois dont 1
aux colonies scolaires.

perd pas ; elle subsiste et s'accroît encore. Dans

beaucoup de colonies, on a procédé, quatre semaines après le retour, à une troisième pesée et après quatre nouvelles semaines, à une quatrième.

Dans quelques endroits les enfants ont été pesés au bout de 6 mois. Les résultats ont été les suivants: pendant les quatre premières semaines, après le retour des enfants à leurs conditions ordinaires de nourriture et de vie, l'augmentation de poids a marché, il est vrai, très lentement; il y a eu même quelquefois un petit recul, mais à partir du 2e mois une augmentation très grande et très rapide s'est produite, presque sans exception, chez tous les enfants (fig. 8 et 9).

La Taille.

L'accroissement de la taille est à peu près constant chez tous les enfants envoyés par les différentes colonies. Pour les colons de la Chaussée du Maine, elle a été en moyenne de 4 mm. Pour la colonie scolaire des petits Toulousains, l'accroissement moyen a été de 1 cm. 2, supérieur de 0 cm. 3 à l'accroissement normal.

D'après les résultats fournis par cette dernière colonie, on trouve que cet accroissement est uniforme, quel que soit l'âge de l'enfant. Les enfants de 8, de 10, de 12 et 13 ans ont tous grandi de 1 cm. 2 en moyenne (fig. 10 et 11).

Autre remarque curieuse : d'après Maling Hansem, l'accroissement de la taille présente, pendant l'année, des variations, mais en sens inverse du poids ; l'accroissement en poids est

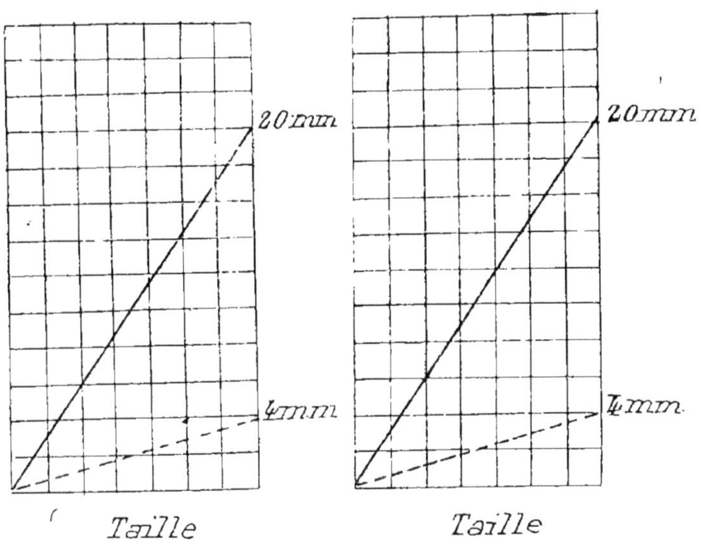

Fig. 10.
Accroissement de la taille
chez les garçons.

Fig. 11.
Accroissement de la taille
chez les filles.

minima lorsque celui de la taille est maxima (fig. 8 et 12).

Août-novembre : accroissement minima.

Avril-juillet : accroissement maxima.

Décembre-mars : accroissement intermédiaire.

M. de Félice a publié à l'appui de ces cons-

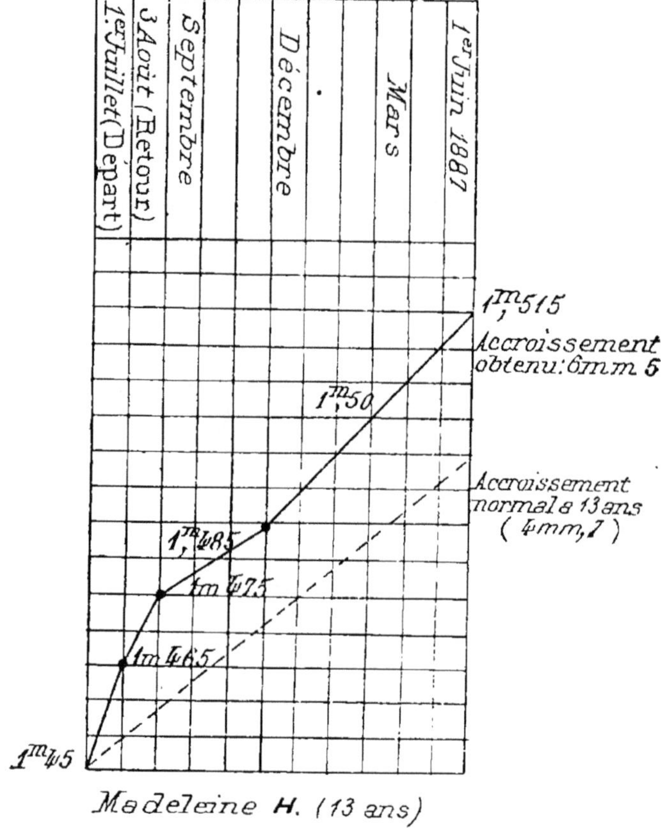

Fig. 12. — Augmentation de taille pendant 11 mois dont 1
aux colonies de vacances.

tatations des graphiques qui nous paraissent
très démonstratifs.

La Circonférence Thoracique.

M. de Félice trouve que l'accroissement du périmètre thoracique a atteint, en un mois, le chiffre prévu pour l'année tout entière.

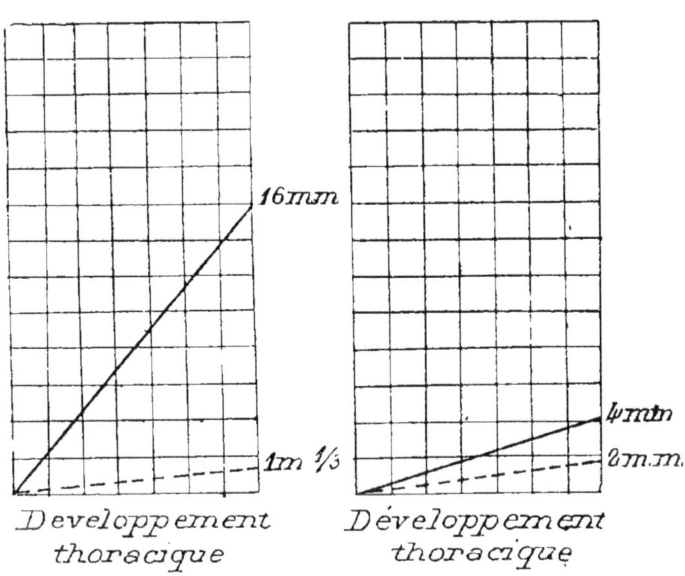

Fig. 13.
Développement thoracique
chez les garçons.

Fig. 14.
Développement thoracique
chez les filles.

Pour le docteur Mirabail, il est égal à 5 à 6 fois sa valeur normale.

L'accroissement chez les filles serait moins considérable que chez les garçons, elles gagneront plus en poids et moins en tour de poitrine (fig. 13, 14 et 15).

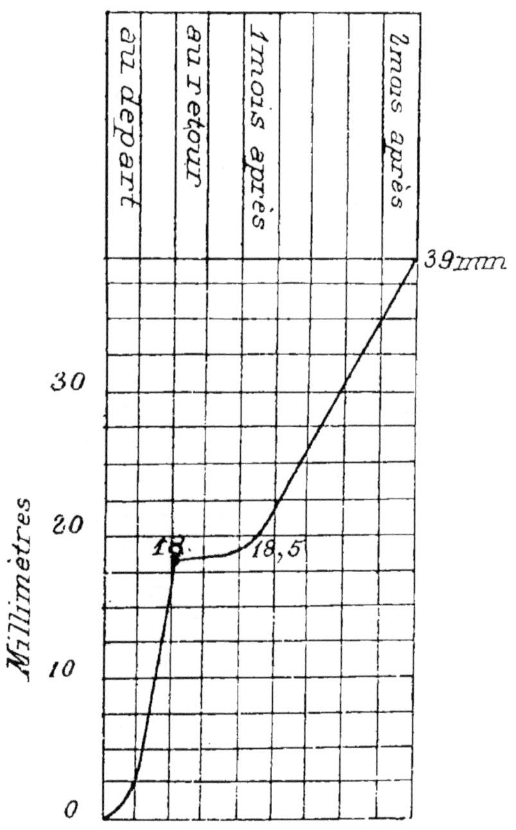

Fig. 15. — Développement du périmètre thoracique en 3 mois dont 1 aux colonies de vacances.

Le compte-rendu des colonies de vacances de la Chaussée du Maine accuse, au contraire, un accroissement plus grand pour les filles que pour les garçons ; en 1903 : accroissement de 1 cm. 1/2 pour les filles et 1 cm. 125 pour les garçons.

A la villa du Syndicat de l'Aiguille nous avons institué des exercices méthodiques faits à l'aide de l'exerciseur Michelin pour augmenter la capacité thoracique.

La Spirométrie.

Nous avons déjà dit ce qu'il fallait penser des données du spiromètre. Les quelques expérimentateurs qui l'ont utilisé, ont constaté, après un mois de séjour, une augmentation de 130 à 300 centimètres cubes.

En finissant, il convient de noter l'opinion de M. Cottinet qui a écrit de si belles choses sur les colonies de vacances.

Le 20 août, l'âge moyen de nos filles était de 12 ans et demi. D'après Quételet, l'accroissement normal du poids d'une fille à cet âge est de 291 gr. par mois, les nôtres avaient augmenté de 2 kil. 931 ! près de 9 fois autant ! Pour la taille, Quételet fixe la croissance à 4 millimètres, nos filles en avaient gagné 20. Pagliani estime le développement thoracique à 2 millimètres, elles l'avaient doublé.

Chez nos garçons, l'âge moyen était de 11 ans 3/10; à cet âge, Quételet assigne aux garçons une augmentation de 150 gr. seulement par mois; les nôtres avaient atteint 1 kil. 083 gr., moyenne calculée, il est vrai, sur les 6 qui avaient engraissé, car 2 avaient maigri et un était demeuré stationnaire. Le résultat, ici, semble inférieur à celui que les filles ont obtenu, mais l'air excessivement vif de Chaumont, les exercices violents, les promenades longues, la nourriture forte, mais plus sobre de l'école normale, expliquent assez cette différence.

Quelle revanche si l'on mesurait le thorax ! Chez nos garçons, il s'était développé en un mois juste autant que Pagliani veut qu'il se développe en une année chez ceux de leur âge et de leur condition, 16 millimètres ! Et remarque curieuse, c'est chez ceux qui avaient maigri qu'il s'est développé le plus (20 millimètres chez chacun d'eux). Pour la taille, les garçons avaient atteint, comme les filles, cinq fois la moyenne d'accroissement normal.

Le Sang.

Globules rouges. — Nous l'avons déjà dit, le nombre des globules rouges par millimètre cube pour les enfants des villes, de cinq à quinze ans, est de 4.000.000 à 4.950.000. Le nombre de ces globules augmente considérablement, comme on va le voir, par un simple séjour à la campagne et sous l'influence d'une alimentation rationnelle. Sur les 30 enfants examinés à ce point de vue, Mirabail trouve les moyennes suivantes :

Départ : moyenne 3.800.000 globules.

Retour : moyenne 4.480.000 globules.

Ce qui donne une augmentation moyenne par sujet, de 598.000, soit un demi-million.

« Il est à remarquer que le départ nous donne une moyenne inférieure à celle indiquée par les auteurs précédents pour les enfants normaux des villes ; ce nous est une preuve que les enfants des colonies scolaires sont anémiques et débilités ; au retour, au contraire, et un mois après le séjour à la montagne, la moyenne est supérieure au taux normal et tend à se rapprocher de celle indiquée par Cadet pour les enfants à la campagne. »

Il était naturel de se demander si les sujets, une fois rentrés en ville, allaient conserver les bénéfices acquis ou si les globules allaient diminuer, à mesure qu'on s'éloignerait de l'époque de la cure d'air.

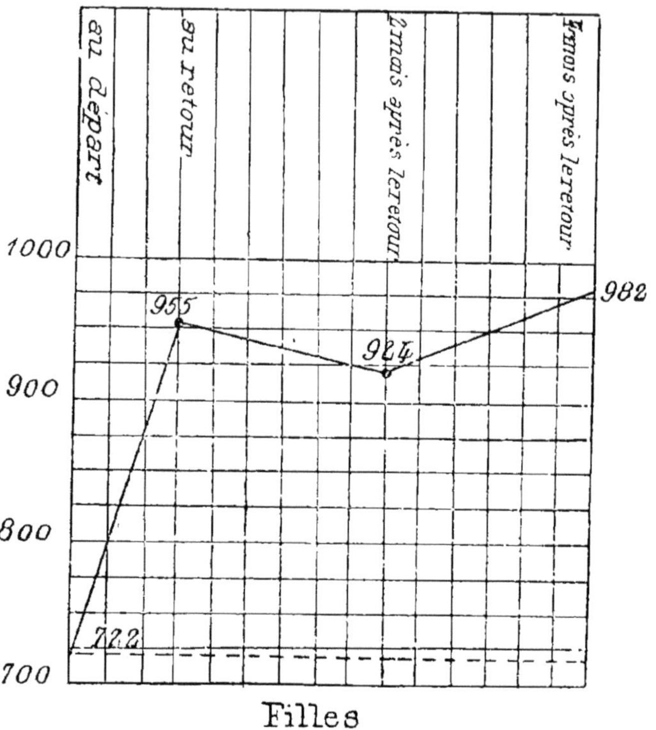

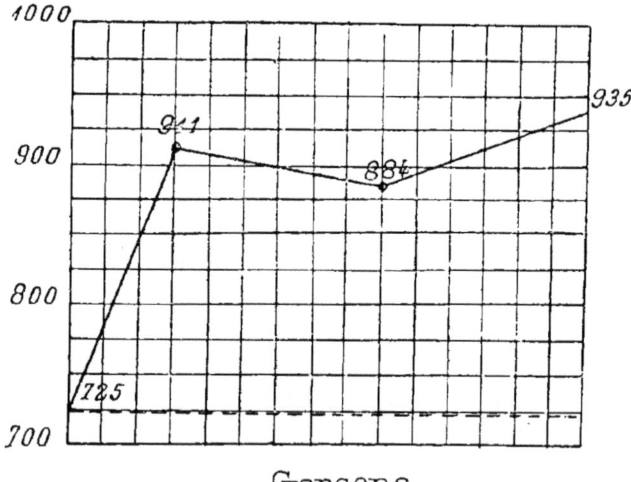

Fig. 16 et 17. — Accroissement du nombre des globules
sanguins en 5 mois dont 1 aux colonies de vacances.

Les expériences faites (travaux de Miescher et autres) pour les climats d'altitude ont démontré, en effet, qu'en descendant des montagnes dans la plaine, le sujet perdait une partie du nombre des globules sanguins gagnés, mais que ce chiffre s'arrêtait précisément au chiffre normal.

Pour les enfants à la montagne ou à la campagne, même phénomène : augmentation pendant le séjour, descente légère au retour par suite d'une nouvelle adaptation au nouveau milieu, enfin retour à la normale.

Les deux graphiques suivants dressés par M. de Félice rendent cette série de phénomènes absolument palpables (fig. 16 et 17).

Hémoglobine. — La quantité d'hémoglobine augmente aussi comme le nombre des globules rouges. Les recherches très délicates du D\u02b3 Mirabail, faites sur 30 enfants, ont abouti aux résultats suivants :

Au départ : moyenne 9 gr. 45 0/0 gr. de sang.

Au retour : moyenne 11 gr. 16 0/0 gr. de sang.

Globules blancs. — Ce même auteur signale une diminution notable des globules blancs, de sorte que le rapport globulaire (c'est-à-dire la proportion entre les globules rouges et les blancs) a été le suivant :

Moyenne au départ des enfants, 1/598 ;

Moyenne au retour des enfants, 1/890.

De sorte que les enfants avaient gagné, en moyenne, 292 globules rouges par globule blanc au retour.

On voit donc par ce court exposé que toutes les recherches concordent parfaitement pour démontrer, jusqu'à l'évidence, l'excellence des résultats des colonies scolaires de vacances. Cette œuvre est donc bien, selon l'expression du D^r Gœntze, « une véritable guerre à l'accroissement d'un prolétariat dégénéré au point de vue physique et moral ».

CHAPITRE VIII

LE FONCTIONNEMENT DES COLONIES DE VACANCES

Choix des enfants.

Les enfants qu'on envoie aux colonies de vacances et dans les œuvres du grand air doivent
être choisis avec soin, au point de vue physique
et au point de vue moral.

Les bienfaits du séjour à la campagne sont
particulièrement profitables aux faibles et aux
débiles. On recherchera surtout les prédisposés
à la tuberculose, ceux que leurs antécédents héréditaires, ceux que les mauvaises conditions
hygiéniques dans lesquelles ils vivent, désignent
comme une proie facile à cette maladie. On de-

vra tenir compte de la situation de fortune des parents, du nombre d'enfants, du gain journalier du père et de la mère. Les préférences doivent aller aux enfants de veuves, aux familles nombreuses.

Il ne faut, par contre, tenir qu'un compte très relatif du mérite de l'élève, car il y a beaucoup d'enfants qui ne travaillent pas, parce qu'ils n'ont pas la force de travailler, qui sont inattentifs, parce que leur cerveau, irrigué par un sang trop pauvre, ne peut produire un effort prolongé.

Du reste, nombre d'instituteurs ont constaté que fréquemment des élèves fort médiocres, passant pour des paresseux, se transformaient après un séjour à la campagne, ils revenaient plus vifs, plus appliqués, plus travailleurs.

L'œuvre municipale lyonnaise, dont nous avons sous les yeux la fiche de renseignements, réclame de la famille des données précises sur les contributions payées, sur la valeur du loyer, sur le salaire du père et de la mère, sur la situation des parents (veuf, abandonné).

En dehors des affections contagieuses vulgaires, on doit éliminer tous ceux qui sont atteints

de pelade, d'affections de la peau et d'ozène.
L'incontinence des urines ou des matières fécales est une surprise des plus désagréables pour
les directeurs des colonies, car, d'une façon générale, les parents se gardent bien d'en avertir
les médecins avant le départ. Il serait prudent,
avant l'inscription définitive des enfants, de faire
certifier par les répondants qu'ils ne sont pas
atteints de cette infirmité.

L'enfant doit enfin offrir certaines garanties
de moralité ; les vicieux, les pervertis doivent être
éliminés avec le plus grand soin, sous peine de
voir les bons effets de la cure d'air se perdre
pour eux et pour leurs camarades auxquels ils
peuvent communiquer leurs funestes habitudes.

Age des enfants.

Dans les colonies scolaires on ne prend pas les
enfants au-dessous de 6 ans et pas au-dessus de
13 ans. Il convient de ne pas prendre des enfants
trop jeunes, car ils se passent difficilement des
soins et de la tendresse de leur mère, et ce n'est
qu'imparfaitement qu'ils pourraient profiter des

bons effets de la campagne. Certaines œuvres, telles que celle des Saines vacances, admettent des jeunes apprentis jusqu'à 18 ans. L'œuvre du Soleil de Mme Dumontpallier prend les jeunes ouvrières de Paris, entre 14 et 20 ans. Le Syndicat de l'Aiguille lyonnaise envoie, à la Villa de la Chantade, ses adhérentes à partir de 13 ans jusqu'à 25 et 30 ans.

Le Pasteur Comte admet les enfants depuis l'âge de 2 ans.

Quelle doit être la durée du séjour?

Question controversée à laquelle le lecteur nous pardonnera de donner quelques développements. Les uns sont pour les séjours restreints, les autres pour les séjours prolongés. Nous laissons à chacun plaider sa cause.

La durée moyenne du séjour est en France de 3 semaines. Le congrès de Genève, 1882, a été d'avis que ce laps de temps, comme minimum, était suffisant.

En trois semaines, les bénéfices sont acquis; il n'y aurait donc aucun intérêt à prolonger le séjour.

En Belgique, la durée est de 15 jours; en

Espagne de 3 semaines, à Bayonne de 25 jours au bord de la mer.

Il semble, dit M. René Leblanc, qu'il y ait des inconvénients à laisser des enfants plus longtemps éloignés de leurs parents, l'ennui les gagne, ils ont hâte de revenir ; à la longue, leur curiosité s'épuise ; on a constaté que, passé 3 semaines, le développement physique subit comme un temps d'arrêt ; les bons effets du changement de milieu risquent même d'être stérilisés.

Les colonies des Saines Vacances de Paris envoient à la mer des séries d'enfants ou de jeunes gens avec des durées de séjour, les uns de 14 jours, les autres de 20 jours.

L'abbé Bruneau, de Lyon, emmène les enfants des patronages de la Croix-Rousse, à Douvaine, pendant 3 semaines. L'œuvre du Havre de M. Allegret a fixé la durée du séjour à 25 jours.

L'auteur du rapport des colonies de vacances du VIIIe arrondissement de Paris (1889) trouve que la durée de 30 jours est trop longue (ennui des enfants au bout de 15 jours). « Il serait plus profitable de faire participer un plus grand nombre d'enfants en réduisant de moitié la durée du séjour. »

Cottinet n'est pas partisan des séjours trop courts ; se plaçant au point de vue des écoliers de Paris, il écrit :

« Presque toutes les colonies étrangères se contentent de 3 semaines, avec une tendance récente à augmenter ce délai. Mais prétendra-t-on qu'un anémique, extrait de la sentine colossale d'un Paris, en sorte dans un état qui n'exige pas pour sa cure plus de durée, plus d'intensité, qu'il n'en faut à celle d'un écolier de Zurich ?

L'atmosphère des petites villes de Danemark ou de la Suisse, des villes moyennes de l'Allemagne est donnée par celle des champs voisins qui l'assainit ; à Paris c'est l'inverse, c'est l'air prédominant de la ville géante qui empoisonne la campagne prochaine. Une semaine de plus qu'ailleurs à la cure du Parisien, c'est encore peu.

On objectera qu'en diminuant la durée de cette cure, on garderait de quoi étendre son bienfait moindre à un plus grand nombre de participants. Alors la question se réduit à ces deux termes : ou faire la chose médiocrement pour quelques-uns de plus, ou la faire parfaitement pour quelques-uns de moins. Le choix ne nous paraît pas douteux et, même allant plus loin, nous conseillerons de prendre, autant que possible, les mêmes enfants deux ou trois années de suite. Une saison donnera ce que l'on appelle un coup de fouet à leur organisme, mais seule, la répétition de la cure d'air y « emmagasinera, y capitalisera la santé ».

C'est toucher à la répétition ; les colonies de vacances deviennent presque un moyen de thérapeutique au lieu de rester un moyen hygiénique. »

Laissons maintenant la parole à l'homme d'expérience qu'est M. Louis Comte :

« Mais il ne suffit pas, à notre avis, d'envoyer pendant 15 jours ou trois semaines ces pauvres petits à la montagne. Il leur faut au moins un séjour d'un mois et demi. Une expérience en effet de plusieurs années nous a surabondamment démontré que pendant les 20 premiers jours de sa vie de montagnard, l'enfant ne profite pas ou peu. Il traverse la période de l'adaptation au milieu. Il a de la peine à s'habituer à la nourriture lactée. Le pain bis lui répugne. Chez lui, il ne mangeait guère que du chocolat, du sucre, du pain trempé dans du vin sucré ou du café, des plats de viande fortement épicés, de la charcuterie ; maintenant on lui offre de profondes écuelles de soupe aux choux, de gros morceaux de lard, des plats de pommes de terre et de différents légumes, du fromage, des œufs et de grands bols de lait. Son estomac n'est pas habitué à des aliments aussi simples et l'enfant commence souvent par perdre de son poids les premiers jours, et souvent aussi se produit chez lui une faiblesse momentanée des reins qui se traduit par une incontinence d'urine plutôt désagréable pour la mère nourricière.

Ce n'est donc que dans la seconde période de son séjour que les forces reviennent à l'enfant, que ses joues se remplissent, que ses muscles se fortifient, et c'est précisément le moment qu'on choisit pour le ramener dans la mansarde où il étouffe, dans la chambre étroite et surchauffée où il peut à peine respirer, dans la rue où il absorbe les microbes avec la poussière qu'il avale.

La plupart, en effet, des colonies scolaires rendent les enfants à leurs parents après trois semaines, un mois au plus de vacances rurales. C'est illogique et cruel. Cruel, parce qu'on ne fait qu'ébaucher un semblant de traitement et qu'on enlève ces pauvres petits aux plaisirs des champs au moment où ils commencent à les apprécier, illogique parce que les frais généraux seraient à peu de choses près les mêmes pour un séjour d'un mois et demi, tandis qu'en ramenant les enfants au bout de trois semaines ou d'un mois, les frais généraux absorbent environ la moitié de l'argent nécessaire pour payer la pension d'un petit colon. »

« D'autre part, comme les vacances, dans l'enseignement primaire, ne partent guère que du 2 ou 3 août, nous sommes obligés de limiter à 45 jours la durée du séjour à la montagne. Mais si l'administration n'était pas douée de cet esprit de routine, qui fait la joie des vaudevillistes et le désespoir des hommes sérieux, elle ferait partir les vacances du 14 juillet au plus tard. A la mi-juillet, en effet, la chaleur est intolérable dans les villes et il fait si bon sur les montagnes et dans les forêts ! Les enfants ne peuvent plus travailler et ils seraient si heureux de s'amuser là haut ! Ils bâillent ou somnolent sur leur banc, tandis que les maîtres sont trop raisonnables pour leur donner des devoirs qu'ils sont incapables de faire... Quand donc ouvrira-t-on la cage à ces pauvres oiseaux pour leur permettre de s'envoler vers les grands bois ! Quand il plaira à l'administration de prendre une mesure qu'indique le bon sens le plus commun, les œuvres des enfants à la montagne devront adopter résolument, comme limite de séjour, les deux mois de vacances.

« J'ai été longtemps partisan du séjour d'un mois ; je pensais que cela suffisait et qu'il était juste de procurer au plus grand nombre d'enfants possible les bienfaits et les joies de la vie en plein air. Aujourd'hui, après une expérience déjà longue, j'estime qu'il *est infiniment préférable de soumettre nos petits citadins à une cure complète*, quitte, si les ressources sont limitées, à restreindre le nombre de ceux dont on s'occupe. »

En présence de ces divergences, nous devons conclure que cette question est, comme tant d'autres, de celles qu'on tranche suivant les circonstances locales, les besoins particuliers.

Emploi du temps.

Obtenir en un minimum de temps un maximum d'effets, telle est la formule de l'emploi du temps dans les colonies. C'est une tâche, à la fois bien lourde et bien délicate, pour les directeurs et les directrices. Instruire et amuser les enfants, tout en maintenant une discipline paternelle, est une chose plus difficile qu'on ne croit.

Pour les petits colons placés dans les familles, les journées passent vite, car, en général, ils prennent un vif intérêt aux travaux des champs, ils suivent le paysan dans les terres (Pl. XI et XII), ils moissonnent, ramassent le foin avec lui, ils ont l'illusion de l'aider (Pl. XIII). Ils ont devant eux le spectacle toujours changeant de la nature, enfin, le soir venu, lassés par de longues promenades, ils s'endorment de bonne heure.

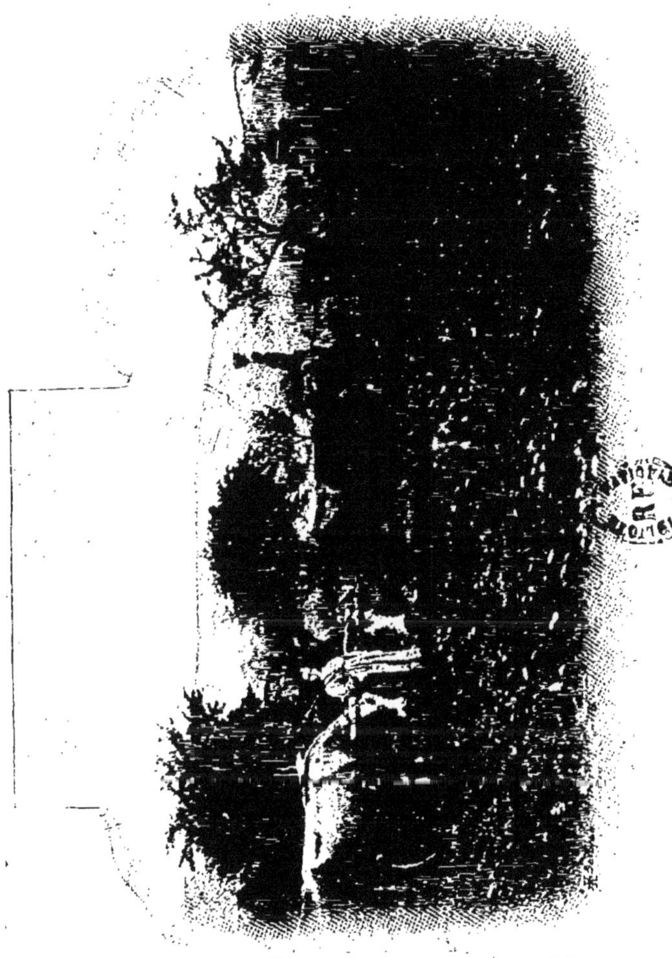

Planche XI. — Le labour.
Œuvre municipale Lyonnaise.

A. BONNARD.

12

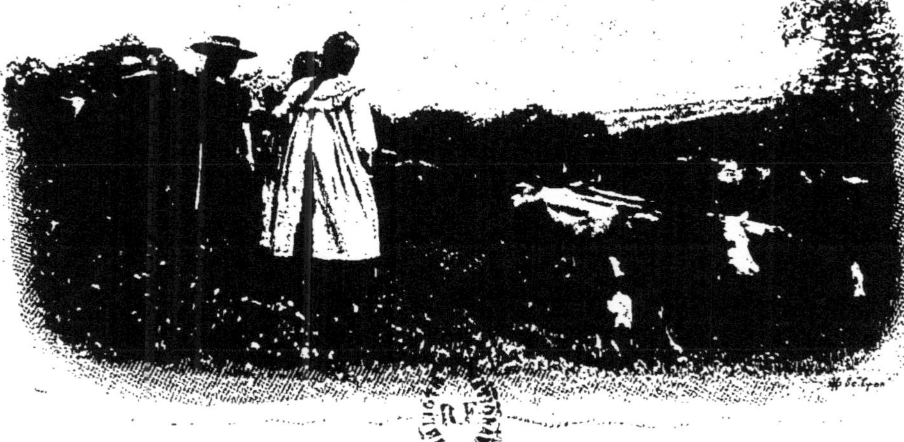

Planche XII. — Aux champs.

Caisse des écoles, Hôtel de Ville, Lyon.

Les enfants réunis sous le même toit exigent une surveillance constante, une surveillance de tous les instants du jour et de la nuit.

C'est la journée réglée, heure par heure, qui rappelle celle de l'école ou du collège.

La journée commence généralement à 7 heures par le lever, la toilette ; à 8 heures, premier déjeuner.

De 8 à 10 h., petite promenade ou jeux.

De 10 à 11 h., correspondance avec les parents, lectures, journal scolaire.

11 h. à midi, occupations diverses.

Midi, déjeuner.

De 1 à 4 h., promenades, excursions (Pl. XIV).

4 h., goûter (Pl. XV).

7 h., dîner.

8 h. 1/2, coucher.

Tel est l'horaire adopté par les colonies du VIIIe arrondissement de Paris.

Dans certaines colonies, comme à Douvaine, les enfants sont tenus de faire leur lit chaque matin, de cirer leurs souliers, et d'entretenir, à tour de rôle, le dortoir. Ils prennent ainsi, dit l'auteur du règlement, ces bonnes habitudes de régularité, d'ordre et de propreté qui sont la vraie richesse dans la vie.

Les occupations du colon varient, bien entendu, à l'infini, suivant l'ingéniosité des directeurs. Ceux qui aiment réellement les enfants et surtout qui savent s'en faire aimer, trouvent toujours quelques distractions nouvelles. C'est une usine, un monument, un château, un site pittoresque qui deviennent le but de promenades instructives. Ce sont des rencontres avec des colonies du voisinage où l'on fraternise. Ce sont des invitations à goûter que les enfants reçoivent de riches propriétaires des environs. Parfois on emporte son dîner et on va le manger sur l'herbe. D'autres fois, ce sera une conférence avec projections, une pièce étudiée en commun qu'on jouera pour la fête d'un directeur ou d'un bienfaiteur.

Les exercices en plein air, la gymnastique respiratoire entrent, pour une large part, dans les occupations de la journée. Le chant en plein air a été particulièrement recommandé pour favoriser l'aération aussi complète que possible des poumons. Mme Dumontpallier fait chanter le plus longtemps possible, en plein air, les jeunes Parisiennes qu'elle recueille dans sa propriété de la Ferme.

Nous-même, nous recommandons vivement

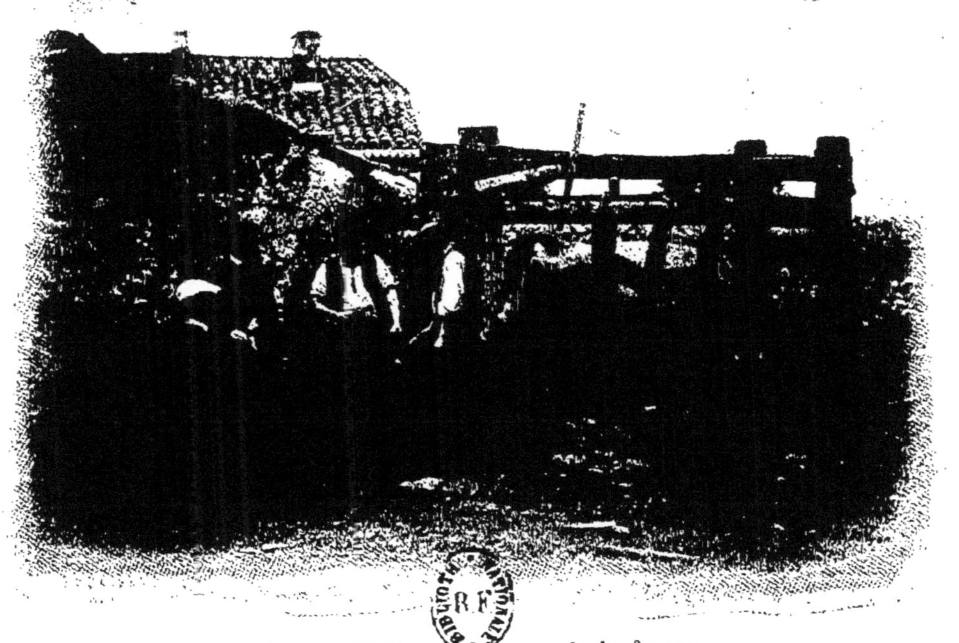

Planche XIII. — Travaux de la ferme.
Œuvre municipale Lyonnaise.

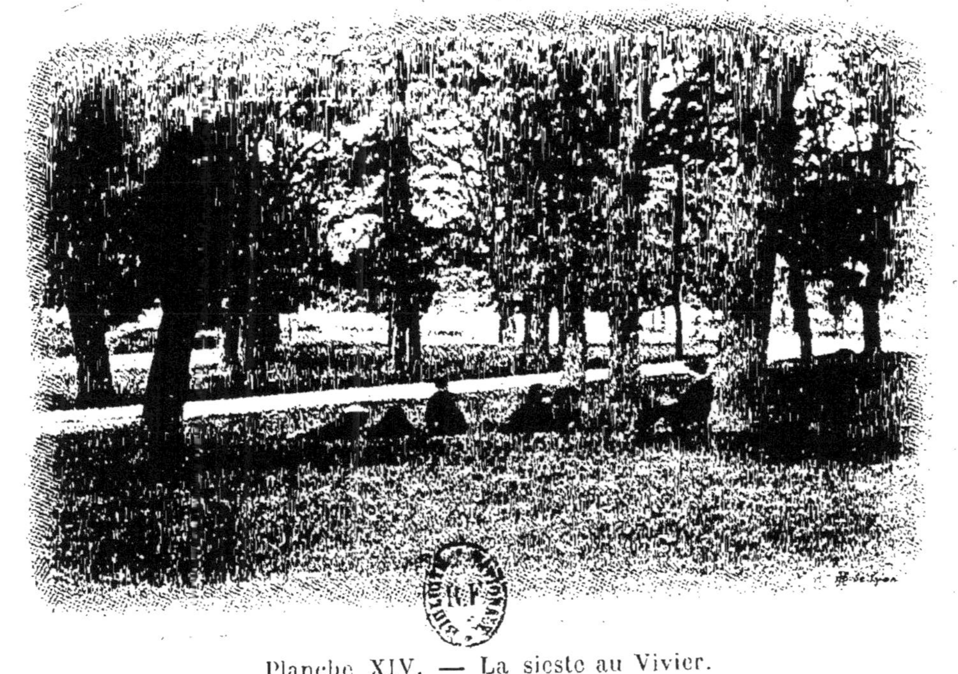

Planche XIV. — La sieste au Vivier.
Œuvre municipale Lyonnaise.

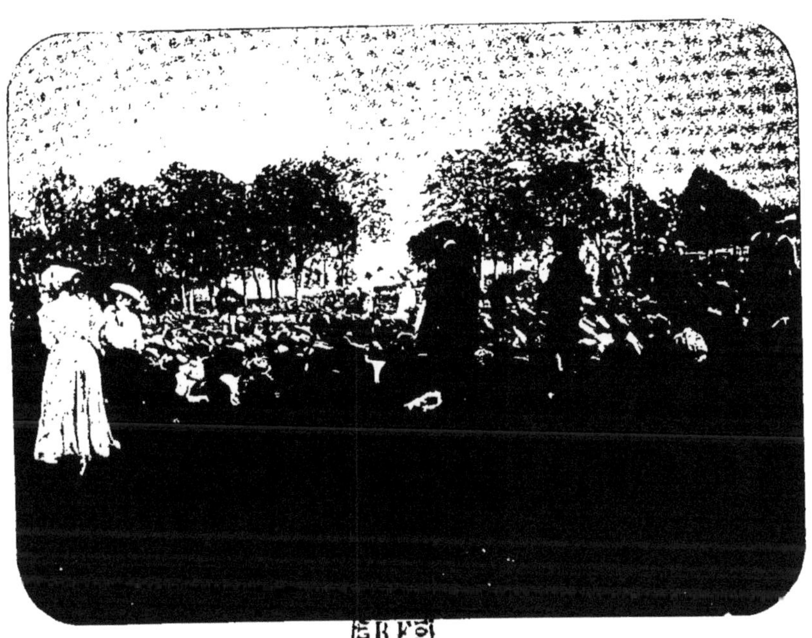

Planche XV. — Goûter aux champs.
Œuvre Stéphanoise.

cet exercice aux jeunes filles du Syndicat de
l'Aiguille Lyonnaise, en villégiature à la Chantade. Nous ajoutons, chaque matin, une séance
de 5 à 6 minutes de mouvements rythmés, à
l'exerciseur Michelin, des bras en avant et en
arrière, destinés à assouplir la cage thoracique
et à en augmenter rapidement la capacité. Nous
faisons insister sur tous les mouvements qui
favorisent la dilatation de la partie supérieure
de la poitrine, des régions sus et sous-claviculaire,
de façon à amener une circulation sanguine
active dans les parties correspondantes des poumons. On sait, en effet, que le lieu d'élection des
atteintes du bacille tuberculeux est le sommet
des poumons. Ces exercices sont, du reste, très
bien acceptés par ces jeunes filles car, en dehors
du bien-être qu'ils procurent, elles s'aperçoivent
bien vite que la taille s'assouplit, qu'elle semble
se faire plus mince, en raison de l'augmentation
de la partie supérieure de la poitrine.

Nous ne saurions donc trop les recommander
aux directrices de colonies féminines, car tout en
joignant l'utile à l'agréable, ils constituent un
précieux adjuvant des œuvres du Grand air.

Journal scolaire. — Le récit, par le petit colon lui-même, de tout ce qu'il a fait, la description de tout ce qu'il a vu, pendant son séjour, est une occupation en général très goûtée.

« Quel moyen de contrôle plus simple et plus précieux ? Les rapports des maîtres n'y suppléeront jamais. Introduit pour la première fois aux colonies du IXe arrondissement, le Journal scolaire a été promptement imité à l'étranger. Sait-on qu'on y a relevé d'élémentaires croquis topographiques et jusqu'au plan de la petite ville ou du village hospitalier ? Sait-on que certains garçons tardifs, incapables de rédiger la plus simple matière dictée s'y sont découverts aptes à écrire d'après nature (1). »

M. Cassion, fondateur des colonies espagnoles, insiste sur l'intérêt et l'utilité du journal des impressions. Il fait remarquer très justement combien est peu efficace pour l'instruction une narration sur des choses qu'on ne voit pas, la neige en été, la pluie par un beau soleil, devoirs arides de l'école, en comparaison du

(1) Cottinet, *loc. cit.*

travail fait aux colonies. Là, l'enfant ne parle que de ce qu'il voit, il en parle sans effort ; c'est de la pédagogie naturelle ; c'est en même temps de l'hygiène pédagogique. Tout est matière à récit ; les excursions, les étoiles, les phases de la lune, les vents, les observations du baromètre, la mise en ordre des plantes et des pierres recueillies.

Correspondance. — La correspondance des colons à leurs parents et à leurs petits amis, restés à la ville, joue toujours un grand rôle. Il est du reste du devoir des surveillants ou des directeurs de veiller à ce que les enfants écrivent régulièrement, au moins une fois par semaine, à leurs parents. Il a même été créé à Paris, sur l'initiative de M. Fabius de Champville, délégué cantonal, une association spéciale, dite l'*OEuvre du timbre des colonies scolaires*, pour procurer à chaque enfant le moyen d'écrire à sa famille. Dans le petit livre si vivant du pasteur Comte, sur l'œuvre de Saint-Etienne, nous trouvons quelques lettres d'enfants tout à fait charmantes, pleines d'impressions naïves.

En voici une :

Le B..., 4 août 1901.

Chers Parents,

Je vous écris ces quelques mots pour vous dire de mes nouvelles. Je suis en très bonne santé et que j'ai fait bon voyage. J'ai été en chemin de fer avec mes camarades dans le même compartiment, jusque à Dunière puis de là nous somme allés mangé la soupe au riz dans les hotels, celà fait que j'ai monté en voiture, comme il n'y avait plus de place on m'a fait monté dans la voiture de freycinet. Je vous dirai que je suis chez Monsieur A... avec mes camarades ; j'en suis très content, je suis très bien dans cette ferme, la fille du paysan est venu me chercher en voiture j'ai fait très bon voyage ; en arrivant nous avons été en char pour aller chercher du foin. Pendant qu'on remplissait les voitures nous avons été cherchez des érelles nous en avons bien ramassé puis à la lueur de la flamme le soir nous avons regardez mes images.

Rien autre à vous dire pour le moment Mes parents nourriciers vous envoient bien le bonjours Bien le bonjour à toute la famille et au voisins, ainsi qu'à monsieur Comte que je remercie très bien vivement.

Votre fils qui vous aime pour la vie.

S... Claude.

Soins ménagers. — En même temps qu'on s'attache à procurer aux enfants tous les plaisirs possibles, il ne faut pas oublier qu'on doit faire leur éducation sociale. Il faut leur apprendre à se servir eux-mêmes, à s'aider les uns les autres, à contribuer, pour leur part, à la bonne marche de la petite colonie.

Sans être astreints à un travail réglé, ils doivent s'efforcer de rendre tous les services qu'ils pourront à leurs parents nourriciers, faire les commissions, aider aux soins ménagers.

En général, dans les colonies d'internat, chaque enfant doit faire son lit le matin, cirer ses souliers, balayer à tour de rôle le dortoir et le réfectoire, les escaliers, aider la cuisinière à peler les pommes de terre, à laver les légumes. Dans les colonies de jeunes filles, on doit particulièrement insister sur les soins ménagers, de façon à tâcher de former, pour plus tard, de bonnes ménagères, débrouillardes et économes.

D'une façon générale, l'ouvrière est d'une ignorance stupéfiante sur tout ce qui touche à la cuisine ; nous en avons vues, et de fort intelligentes, habiles dans leur spécialité, ne pas savoir s'y prendre pour faire une soupe ou une omelette. On leur rendrait un très grand service en leur enseignant des éléments de cuisine, de raccommodage, de repassage, et d'économie domestique.

Une innovation très intéressante a été réalisée en Belgique, écrit M. André, elle est à signaler : Les repas des colons sont préparés par des élèves d'écoles ménagères. L'enseignement pratique de l'économie domestique s'ajoute ainsi aux leçons de l'école, et la participation des jeunes filles au fonctionnement de colonies de vacances constitue une récompense enviée, car l'on forme des sections qui sont employées alternativement, afin d'éviter toute fatigue aux futures ménagères et de faire de leur travail une occupation agréable, au lieu d'une corvée.

Bibliothèque. — Il est indispensable que chaque groupement d'enfants ait une petite bibliothèque ; elle sera surtout utile les jours de pluie, si longs à la campagne ; les journaux illustrés, les journaux instructifs, les romans d'aventures, à l'usage de la jeunesse, doivent s'y trouver aussi variés que possible. Pour les jeunes filles, on y ajoutera des journaux de modes, de travaux d'aiguilles.

Trousseau du colon.

Chaque enfant doit emporter avec lui des vêtements de rechange. La composition du trousseau varie un peu suivant les différentes œuvres. Nous donnerons la nomenclature de quelques-uns, de façon à servir de guide aux personnes qui voudraient organiser des colonies.

D'une façon générale, on doit exiger que les pièces, composant le trousseau, soient en bon état, propres et bien raccommodées. Les souliers surtout doivent être solides, et à l'état de neuf.

1° L'œuvre des enfants à la montagne de Saint-Étienne exige, outre le costume que les enfants portent le jour du départ, pour les jeunes filles : 2 paires de bas de rechange, 2 chemises, 3 mouchoirs, un tricot de coton ou de laine, un fichu en pointe, une robe et 2 tabliers pour tous les jours, une paire de sabots ou de galoches ou une paire de souliers de rechange, un peigne.

Pour les garçons : 2 paires de chaussettes ou bas de rechange, 2 chemises, 3 mouchoirs, une blouse et un tablier pour tous les jours, un tricot de coton ou de laine, une paire de sabots ou de galoches ou une paire de souliers de rechange.

Tous ces effets doivent être en bon état, bien propres et bien raccommodés, mis dans un sac qui est cousu, seulement après qu'ils ont été visités, par les personnes chargées de recevoir les paquets.

2° L'œuvre municipale lyonnaise exige à peu près le même trousseau, sauf un béret en plus, pour les garçons.

Les enfants dont le trousseau n'est pas complet ne sont pas acceptés. Il est indispensable de coudre sur le sac un morceau d'étoffe portant les nom, prénoms et adresse de l'enfant en très grosses lettres. La caisse des écoles n'est pas responsable des paquets qui s'égarent pendant le voyage, si ces paquets ne remplissent pas les conditions ci-dessus.

Tout sac de voyage, panier, malle, sont impitoyablement refusés.

3° M. Monbrun exige, pour les enfants qu'il emmène en excursion aux Pyrénées, un trousseau plus complet.

L'enfant doit être muni en tout de :

Le tout en bon état et irréprochablement propre.

- 3 paires de chaussettes ;
- 3 chemises ;
- 4 mouchoirs ;
- 3 flanelles (s'il en porte) ;
- 1 paire de gros souliers ferrés ;
- 1 paire de très bonnes sandales ;
- 1 paire de sabots ;
- 2 pantalons ;
- 2 blouses ou vestes ;
- 1 gilet de coton (facultatif) ;
- 1 caleçon (facultatif, mais conseillé) ;
- 2 serviettes ;
- 1 large béret gros bleu ;
- 1 manteau pèlerine avec capuchon ;
- 1 musette en toile (modèle de l'armée) ;
- 1 tasse en fer blanc, même modèle ;
- 1 bâton ferré ;
- Savon (un bon morceau) ;
- Cirage (boîte de 0 fr. 10) ;
- Une plaque de blanc pour ceux qui portent des sandales blanches.

4° Dans certaines colonies (colonie de Douvaine, Syndicat de l'Aiguille lyonnaise), on exige, en dehors du trousseau, l'apport d'une paire de draps en bon état.

OEuvre du trousseau. — Il arrive malheureusement souvent que beaucoup d'enfants ne peuvent, faute de ressources suffisantes, emporter tous les effets exigés ; ce sont pourtant ceux-là, les plus pauvres, qui ont le plus besoin de l'air de la campagne. La charité ingénieuse est encore arrivée à y porter remède. A côté des colonies, il s'est fondé des sortes d'ouvroirs où les dames de la bourgeoisie, mêlées aux femmes du peuple, viennent travailler, durant les longues soirées d'hiver, à la confection de bas, de tabliers, de vêtements divers destinés à compléter les sacs des petits colons, au moment du départ.

Dans les climats de montagne, même aux journées les plus chaudes de l'été, les soirées sont fraîches et les différences de température du soleil à l'ombre très sensibles, aussi est-il indispensable que chaque enfant ait avec lui un petit manteau pour les garçons, un collet de laine pour les filles. Ce vêtement supplémentaire devra les accompagner dans toutes les excursions un peu longues.

Notre expérience personnelle nous permet d'insister tout particulièrement sur ce point.

En effet, toute course en montagne doit être entrecoupée de poses fréquentes qui permettent aux muscles de se reprendre, et au cœur de se reposer; bien que ces haltes se fassent dans des replis de terrain à l'abri du vent, les congestions pulmonaires ne sont pas rares, si un vêtement de réserve ne vient pas maintenir la chaleur du thorax baigné de sueur.

Finissons encore par quelques détails que certains lecteurs trouveront peut-être oiseux; qu'ils sachent pourtant qu'aucune entreprise, quelle qu'elle soit, ne peut réussir si les détails sont négligés.

La question des chaussures est de celles-là. Dans la montagne, les pluies sont très fréquentes, et, même par les plus beaux jours, les rosées du matin mouillent abondamment les herbes des prés et des chemins. Au bout de quelques pas, les souliers sont imprégnés d'eau et les pieds sont refroidis. C'est un danger pour tous ceux qui ont une disposition à la congestion pulmonaire, et à plus forte raison, pour les sujets que la tuberculose a effleurés.

Dans tous les sanatorias, le refroidissement

des extrémités est particulièrement redouté, et l'on veille à ce que les malades portent sans cesse des chaussures imperméables. Or, l'expérience et la longue pratique des paysans démontrent que seules les chaussures à semelles de bois mettent à l'abri de ces accidents. Nous croyons donc qu'il serait prudent d'exiger que tout colon soit muni, en même temps que d'une forte paire de souliers, de sabots légers qui lui permettent d'effectuer, sans danger, des courses matinales ou des sorties en temps de pluie.

Un grand chapeau de paille est également nécessaire pour préserver les visages tendres des petits citadins contre les coups de soleil, souvent dangereux, de la montagne.

Surveillance.

Les surveillants et les surveillantes sont les chevilles ouvrières des colonies de vacances; c'est de leur zèle, de leur activité, de leur dévouement que dépend tout le succès. Aussi leur choix est-il très difficile et très délicat, car il faut des dispositions toutes spéciales, une sorte de voca-

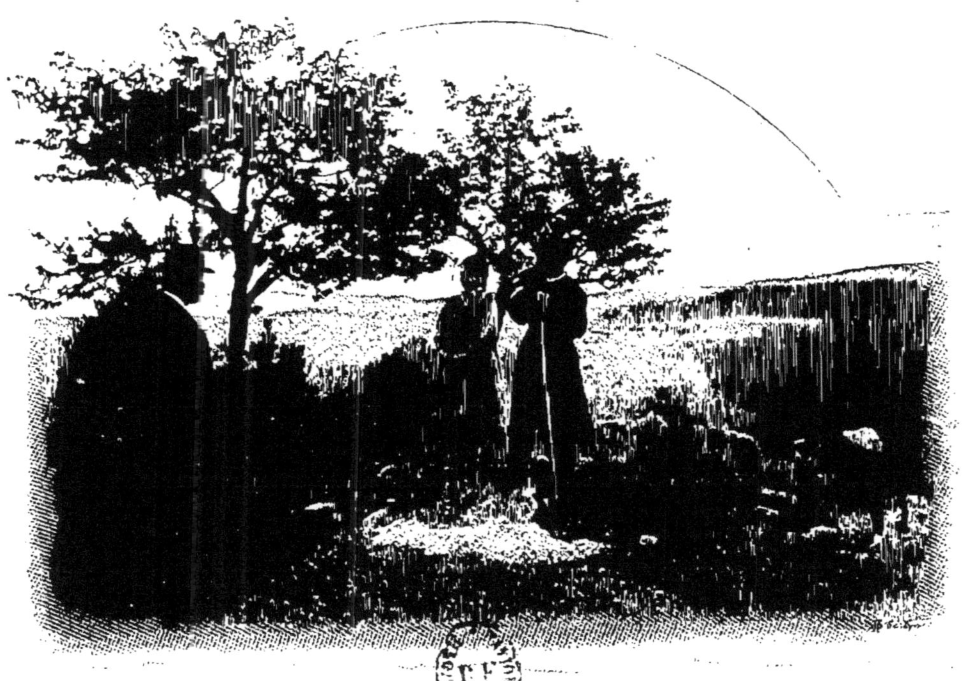

Planche XVI. — Visite aux enfants.
Œuvre municipale Lyonnaise.

tion, pour se faire à la fois aimer et respecter des enfants.

Dans les colonies scolaires, on utilise le plus souvent des instituteurs et des institutrices qui veulent bien sacrifier une partie de leurs vacances pour accompagner les enfants. Ils y sont souvent aidés par des personnes de bonne volonté. Dans l'Ardèche et la Haute-Loire, ce sont les instituteurs et les institutrices, résidant dans le pays, qui se chargent des placements et de la surveillance des différentes sections d'enfants.

Ils ont pour mission d'aller visiter les enfants aussi souvent que possible (Pl. XVI), de voir s'ils sont propres, bien soignés ; ils s'enquièrent de leur santé, prennent note des doléances des parents nourriciers, les réprimandent s'il y a lieu. Au centre des cantons de placement, se trouve un surveillant général qui doit être immédiatement renseigné sur tout ce qui se passe dans toute sa circonscription. Ce surveillant général se déplace quand il y a lieu, et prend les décisions importantes, communique avec les parents restés à la ville.

Dans les colonies d'internat, dans les villas

scolaires, ce sont encore des instituteurs qui ont la direction, sous l'autorité et le contrôle des membres du comité de l'œuvre ; on choisit généralement, pour ces fonctions, des instituteurs mariés à des institutrices.

Aux Petits Agenais, il n'y a qu'un seul directeur, c'est le fondateur, M. Montbrun, et pour l'aider, des enfants choisis parmi la petite troupe qui en deviennent les caporaux, les sergents, les fourriers.

Mme Dumontpallier dirige elle-même sa petite colonie de jeunes filles, n'ayant qu'une cuisinière pour le gros travail.

Les œuvres catholiques de Lyon, Société de Saint-Vincent de Paul en particulier, qui ont envoyé plusieurs escouades d'enfants au grand séminaire (libre pendant les vacances) de Verières (Loire), ont utilisé de jeunes séminaristes, comme surveillants bénévoles et gratuits.

Les fillettes ont été dirigées sur une école de village de l'Ain, sous la direction d'institutrices libres.

D'ordinaire, toutes ces fonctions sont gratuites, on ne fournit aux directeurs que la nour-

riture, les voyages, le logement ; certains, cependant, reçoivent une indemnité mensuelle va-
riant de 50 à 100 fr. par mois.

Formalités pour envoyer un enfant aux colonies de vacances.

Les formalités exigées par les différentes œuvres sont à peu près partout les mêmes. Il y a
d'abord l'inscription qui doit être demandée par
les parents de l'enfant, aux jours et endroits fixés
par la société. Les inscriptions sont reçues 3 ou
4 mois avant le départ, et les listes sont closes
quelques jours avant l'examen médical.

Les parents sont tenus de déclarer l'âge de
l'enfant et doivent produire un extrait de naissance, s'il a plus de 10 ans.

Ils versent un droit d'inscription de 1 fr. acquis à l'œuvre, sauf le cas d'élimination à la suite
de l'examen médical. Les parents s'engagent en
plus, à verser la totalité ou une partie de la
pension au moment du départ.

Certaines œuvres, à la place de l'inscription
pure et simple, exigent une demande écrite d'admission avec engagement d'observer strictement

les prescriptions contenues dans le règlement ; on y ajoute même souvent une formule de renonciation d'indemnités, en cas d'accidents.

Au moment de l'inscription définitive, on remet encore au père ou à la mère un imprimé contenant une série de recommandations s'adressant aux parents nourriciers et aux parents de l'enfant, de façon à ce que chacun puisse bien connaître ses obligations. Nous reproduisons ci-dessous l'imprimé que l'œuvre municipale lyonnaise fait distribuer. Il nous a paru très bien rédigé ; il peut servir de modèle à toutes les autres œuvres.

Recommandations aux parents nourriciers.

Le Comité est très reconnaissant aux parents nourriciers de vouloir bien, pendant les chaleurs, se charger de nos petits amis qui viennent passer quarante jours chez eux.

Il appelle particulièrement leur attention sur les points suivants :

1° *Il leur est formellement interdit d'adresser des réclamations, de quelque nature que ce soit, aux parents des enfants. S'ils en avaient à faire, ils devraient les adresser au correspondant de la Caisse des Écoles.*

2º Les parents se sont engagés à ne pas aller voir leurs enfants, sauf le cas de maladie. Les nourriciers s'engagent à signaler immédiatement au correspondant les parents qui viendraient, malgré leur promesse, visiter les enfants.

3º Les parents nourriciers ne devront sous aucun prétexte changer quoi que ce soit à leur nourriture ordinaire pour les deux raisons suivantes :

Le prix de pension est suffisant et laisse un petit bénéfice aux nourriciers s'ils donnent aux enfants leur nourriture ordinaire, tandis qu'il ne suffit plus s'ils veulent donner des extras quelconques, ce qui donne lieu ensuite à des réclamations que la Caisse des Écoles veut absolument éviter.

En outre, nous désirons que le séjour à la campagne soit pour nos enfants, non seulement une cure d'air, mais aussi un changement de régime alimentaire. En ville, les enfants ont pour la plupart une nourriture très échauffante, et le régime rafraîchissant de la nourriture des campagnes leur sera des plus salutaires. Les enfants pourront même, les deux ou trois premiers jours, éprouver quelques difficultés à accepter cette nourriture, mais l'expérience a prouvé qu'au bout de peu de jours ils y prenaient goût. Ne jamais leur donner de vin, même occasionnellement, mais du lait le plus possible.

Les enfants devront être tenus avec la plus rigoureuse propreté. Le matin, il faudra veiller à ce qu'ils se lavent le visage et les mains et peigner les petites filles. Ne jamais faire coucher les enfants avec les grandes personnes. Quand les enfants sont levés, il est indispensable d'ouvrir les fenêtres de la chambre pour laisser circuler l'air et assainir la pièce.

Il importe de surveiller la conduite des enfants, de les empêcher d'aller courir tout seuls dans les bois ou sur le bord des ruisseaux. Veiller également à ce qu'ils n'emploient jamais de mots grossiers, et se surveiller soi-même pour ne pas jurer ou se disputer devant eux, ce qui serait d'un très mauvais exemple.

Nous savons que chez les parents nourriciers nos enfants ne seront pas obligés de travailler. Nous ne pourrions pas, du reste, admettre qu'on les emploie contre leur gré aux travaux des champs. Cependant, quand on aura une commission à faire, on pourra se servir de nos petits pensionnaires. Mais nous ne pouvons tolérer que les enfants servent de petits bergers et qu'ils soient envoyés seuls aux champs.

Quand les enfants reviennent de se promener, s'ils sont mouillés par la pluie ou par la transpiration, il faut exiger qu'ils changent de vêtement ou de linge.

S'ils ont la moindre indisposition, il ne faut pas hésiter à avertir M. l'instituteur, correspondant de la Caisse des Écoles, qui immédiatement fera venir le médecin, s'il le juge nécessaire.

C'est aussi notre correspondant qu'il faut avertir si nos petits pensionnaires ne sont pas sages, respectueux, obéissants, et s'il leur manque quelque chose pour leur habillement.

Nous serons très reconnaissants aux parents nourriciers de nous dire s'ils ont été satisfaits des enfants qui leur sont confiés, car ceux d'entre eux qui se seront mal conduits ne seront pas repris une autre année.

Enfin nous recommandons aux enfants d'écrire à leurs parents le jour même de l'arrivée ou dès le lendemain, pour les rassurer. Les parents nourriciers sont priés de leur rappeler cette obligation.

Recommandations aux parents.

Les parents, dont les enfants auront été agréés par le Comité, voudront bien se conformer aux prescriptions suivantes :

1º Laver la tête des enfants la veille du départ ;

2º Couper ras les cheveux des garçons ;

3º Faire prendre un bain aux enfants, ou leur faire un lavage général ; la plus grande propreté est recommandée.

A. BONNARD.   14

Outre le costume que les enfants portent le jour du voyage, le trousseau devra se composer des objets suivants :

POUR LES JEUNES FILLES. — 1° Deux paires de bas de rechange ; 2° deux chemises ; 3° trois mouchoirs ; 4° un tricot de coton ou de laine ; 5° un fichu ou collet ; 6° une robe et deux tabliers pour tous les jours ; 7° une paire de sabots ou de galoches, ou une paire de souliers de rechange ; 8° un peigne.

POUR LES GARÇONS. — 1° Deux paires de chaussettes ou bas de rechange ; 2° deux chemises ; 3° trois mouchoirs ; 4° un vêtement de coutil ou de velours (au moins le pantalon) et un tablier pour tous les jours ; 5° un tricot de coton ou de laine ; 6° une paire de sabots ou de galoches, ou une paire de souliers de rechange ; 7° un béret de préférence à un chapeau pour la semaine.

Tous ces effets doivent être en bon état, bien propres et bien raccommodés, les chaussures très solides, mis dans un sac qui sera cousu seulement après que les effets auront été visités par les personnes chargées de recevoir les paquets.

Les enfants dont le trousseau ne serait pas complet ne seront pas acceptés.

Il est indispensable de coudre sur le sac un morceau d'étoffe portant les nom, prénoms et adresse de l'enfant en très grosses lettres.

La Caisse des Écoles n'est pas responsable des paquets qui s'égarent pendant le voyage, si ces paquets ne remplissent pas les conditions ci-dessus.

Tout sac de voyage, panier, malle seront impitoyablement refusés.

Les parents sont priés de rappeler à leurs enfants que des surveillants sont chargés de les visiter dans l'Ardèche. Les enfants doivent par conséquent, s'ils ont à se plaindre des parents nourriciers, avertir l'un des surveillants, en particulier l'instituteur de la commune qu'ils habitent.

Les parents devront s'engager à ne pas aller voir les enfants chez les nourriciers, sauf le cas de maladie, afin de ne pas occasionner à ces derniers des dépenses supplémentaires. Du reste si un enfant venait à être malade, les parents seraient immédiatement avertis.

Plusieurs parents n'ayant pas, l'an passé, observé cette clause, le comité prie ceux qui ne sont pas formellement décidés à s'y conformer à ne pas lui confier leurs enfants.

La plupart de ces infractions ont eu de graves inconvénients, inconvénients prévus, d'ailleurs, et le comité est décidé à réprimer énergiquement ces infractions.

Les parents sont instamment priés de recommander à leurs enfants d'être sages, obéissants, discrets ; de ne pas prononcer de gros mots ; de manger tout ce qu'on leur donnera sans se plaindre et d'être gentils envers les parents nourriciers.

Nous demanderons aux parents nourriciers de nous faire un rapport sur chaque enfant, et ceux dont on aurait eu à se plaindre ne seront pas repris l'année suivante.

Pour que les enfants puissent écrire à leurs parents, ceux-ci sont priés de leur remettre du papier à lettre et des enveloppes, ainsi que des timbres poste de 0,15 pour lettres, ou de 0,10 pour cartes postales illustrées.

A ce propos, nous leur recommandons nos *Cartes postales illustrées* avec vues de l'Ardèche, en vente au siège de la Caisse des Écoles ; ils peuvent se procurer ces *Cartes postales illustrées* par l'intermédiaire des Directeurs ou Directrices d'écoles au prix de faveur de 0,60 la douzaine.

CHAPITRE IX

Etat sanitaire pendant le séjour. — Maladies et accidents
les plus fréquents. — Épidémies. — Précautions pour
éviter les affections contagieuses. — Chambre d'isolement. — Pharmacie portative. — Médicaments d'urgence. — Divers sérums qu'on doit toujours avoir
sous la main.

Beaucoup de bonnes volontés sont arrêtées,
dans la voie bienfaisante des œuvres du Grand
air, par la crainte des accidents, des maladies et
des responsabilités qu'on peut encourir vis-à-vis
des parents des enfants. C'est bien là, en effet,
l'envers de la médaille de la philanthropie ; mais
hâtons-nous de dire que les accidents sont très
rares, en raison de la surveillance continue
qu'on exerce sur les enfants. Dans les colonies
de placement familial, ils sont cependant un peu
plus fréquents, malgré toutes les précautions
qu'on peut prendre. Le petit citadin, qui se

débrouille si bien au milieu des voitures, des tramways de son quartier, fait des chutes lamentables en voulant monter sur un mur ou simplement grimper à un arbre.

Maladies et accidents. — Les accidents les plus courants sont les plaies des jambes, de la tête, par chute ou coup de pied d'animaux. On a signalé également des luxations du coude, des fractures de la clavicule, des luxations du pouce, quelques très rares fractures de jambe.

A part les fièvres éruptives et les maladies contagieuses dont nous parlerons plus loin, les affections les plus fréquentes sont les bronchites, les angines, les broncho-pneumonies, causées par des coups de froid.

D'une façon générale, aussitôt qu'une affection se déclare, menaçant de durer quelque temps, il est indiqué de rapatrier immédiatement l'enfant en prenant, bien entendu, toutes les précautions de rigueur pour le transport. Il vaut mieux, en effet, avoir le plaisir de voir revenir le petit malade que de s'exposer aux conséquences d'une longue maladie, qui entraverait la bonne marche de la colonie tout entière.

Les parents, cela va sans dire, seront immédiatement prévenus de la maladie de leur enfant;
ils verront, dans cet empressement, une marque
de sollicitude dont ils sauront gré aux directeurs
de l'œuvre.

Épidémies. — Affections contagieuses. — L'é-
closion d'une épidémie sera toujours le cauche-
mar des organisateurs des colonies de vacances.
D'une façon générale, les affections contagieuses
sont plus à redouter dans les colonies d'internat
que dans les colonies de placement familial;
l'isolement étant bien plus facile à assurer et les
chances de contagion bien moins à craindre. Le
Bulletin de l'Œuvre Stéphanoise mentionne un
cas de mort causé par une angine diphtérique,
survenue 3 jours après le départ. Cet accident était
certainement imputable aux parents qui savaient
leur enfant malade et qui n'en avaient rien dit.

Aussi, pour empêcher pareil accident de se
reproduire, le secrétaire général exige-t-il maintenant que, la veille du départ, tous les enfants
sans exception viennent faire examiner leur
gosier et leurs fosses nasales. C'est une précaution que toutes les œuvres devraient prendre.

Un autre enfant, atteint de coqueluche, faillit succomber à une broncho-pneumonie ; comme dans le cas précédent, les parents sans scrupule avaient dissimulé la maladie de leur enfant.

En Angleterre, pays où l'on ne se paye pas de mots, le service sanitaire fait toujours une enquête très sérieuse pour s'assurer qu'il n'y a aucune affection contagieuse dans les maisons où logent les enfants et qu'ils sont eux-mêmes indemnes.

Au « The Children's Fresh air Mission », les enfants ne doivent pas avoir eu de maladies contagieuses pendant les deux mois qui précèdent la demande d'envoi aux colonies, de même que les maisons où ils logent ne doivent pas avoir été contaminées, par les mêmes maladies, durant le même laps de temps.

Nous exigeons, pour notre compte, qu'une personne, instruite et de toute confiance, aille visiter à domicile chacune des jeunes filles l'avant-veille de leur départ pour la villa de la Chantade, et s'assure qu'aucun des membres de la famille n'est atteint d'une affection transmissible. Grâce à cette précaution, nous n'avons jamais eu d'ennui de ce côté-là.

Chambre d'isolement. — Dans toutes les colonies d'internat, on devrait réserver une chambre dite d'isolement, où serait placé en observation tout enfant malade. Le premier devoir du directeur ou de la directrice, en présence d'un malade, est de prendre sa température rectale, à l'aide d'un thermomètre médical. Cette température sera prise trois fois par jour et notée avec soin. Si le thermomètre, durant le deuxième jour de la maladie, se maintient au-dessus de 38°, avec tendance à l'élévation, nous conseillons d'appeler de suite le médecin le plus rapproché et, à moins d'avis contraire de ce dernier, d'évacuer le petit malade sans tarder.

Si on a affaire à une affection contagieuse, on devra, aussitôt l'enfant parti, procéder à une désinfection très sérieuse de la chambre d'isolement, du dortoir où il aura couché, et enfin de tous les objets qui lui auront servi. Enfin, s'il se produisait un second cas de la même maladie, il serait nécessaire de licencier toute la colonie.

Le désinfectant le plus facile à employer est le formol, dont les vapeurs pénètrent dans tous les recoins des chambres et même dans les matelas.

Pharmacie portative. — Médicaments d'urgence, en attendant le médecin. — Il est indispensable que tous ceux qui ont charge d'enfants aient quelques notions de médecine élémentaire qui leur permettent de se tirer d'embarras, en présence d'un accident ou d'un malaise subit. La qualité maîtresse du directeur ou de la directrice sera le sang-froid, au moment de l'accident qui empêche l'affolement de l'entourage et du blessé.

Le cadre, tout à fait restreint, de ce petit livre ne nous permet pas de faire un véritable cours sur ce qu'il faut faire en attendant le médecin (1), nous le ferons peut-être un jour, pourtant nous ne saurions nous dispenser de donner quelques conseils dont on se trouvera toujours bien.

Au départ, la colonie sera munie d'une petite pharmacie contenant les objets indispensables pour faire un pansement antiseptique : Eau boriquée, salol ou dermatol, plusieurs paquets de coton boriqué, des bandes de tarlatane stérilisée.

(1) Voir à ce sujet : Saint-Vincent, *Nouvelle Médecine des familles*, 14ᵉ édition, 1905, et Ferrand et Delpech, *Premiers secours en cas d'accidents*, 5ᵉ, édition 1904.

Comme médicaments d'urgence : un flacon d'éther, du sirop d'éther, des cachets de quinine et d'antipyrine dont les doses seront calculées d'après l'âge des enfants ; enfin pour l'usage externe : de la teinture d'iode, de l'eau sédative, de l'ammoniaque, de la teinture d'arnica, de la farine de lin pour faire des cataplasmes, des sinapismes Rigollot. On fera également bien de se munir d'un petit sac de feuilles de mélisse, de feuilles d'oranger, de tilleul, pour faire des infusions calmantes.

En finissant, nous conseillons vivement d'avoir toujours à portée un ou deux flacons de sérum antidiphtérique, de sérum antivenimeux et de sérum antitétanique ; nous ne saurions engager les directeurs à s'en servir eux-mêmes, à prendre la responsabilité d'injecter les enfants, mais, en ayant ces médicaments sous la main, on évitera au médecin, appelé en hâte, une perte de temps considérable en allées et venues inutiles.

On devra savoir, à propos du sérum antidiphtérique, ou sérum de Roux, que toutes les mairies, même celles des plus petites communes, doivent en posséder un ou deux flacons de date récente ;

nous conseillons même, en venant installer des enfants dans une commune, d'aller soi-même à la mairie et de s'assurer de la présence de ces flacons et de leur état d'intégrité.

Nous avons encore cité, comme nécessaire, l'acquisition d'un flacon de sérum antivenimeux du Dr Calmette; nous croyons qu'on ne saurait s'en passer dans les pays où les vipères sont communes.

Enfin le sérum antitétanique pourra être utile dans les cas de plaies, d'écorchures de la peau, faites sur un terrain souillé de fumier de cheval qui contient souvent, comme on le sait, en quantité considérable, des colonies de microbes du tétanos. C'est du reste maintenant, d'un usage constant, d'injecter une dose de ce sérum à tout soldat, appartenant à la cavalerie, qui se blesse à l'écurie ou dans les champs de manœuvre.

CHAPITRE X

Les syndicats ouvriers. — Rôle des syndicats. — Résultat de la cure d'air à la villa de la Chantade.

Que le lecteur se rassure en lisant l'entête de ce chapitre, notre intention n'est pas d'épuiser ce sujet ardu ; nous désirons seulement attirer son attention sur certaines conceptions nouvelles qui nous ont paru justes, et auxquelles la pratique n'a pas jusqu'ici donné de démentis.

Qu'est-ce, tout d'abord, qu'un syndicat ouvrier ?

C'est le groupement d'un certain nombre de membres d'un corps de métier pour la défense de leurs intérêts communs.

Les associations ouvrières sont vieilles comme le monde civilisé ; en Grèce, à Rome, elles ont joué des rôles importants sous le nom de *collèges* ou *sodalités* ; ce qui leur a valu du reste d'être tour à tour supprimées, puis rétablies, suivant les intérêts des gouvernements qui se sont succédés.

Tarquin le Superbe les supprime, un senatus-consulte de 690 les rétablit. De nouveau condamnées par César Auguste, elles reprennent leur vie légale sous les Antonins. Dans notre pays, elles sont déjà nombreuses aux IIIe et IVe siècles ; elles deviennent très florissantes au moyen âge où on les voit traiter de puissance à puissance avec Louis XI, Henri III, Louis XIV. Un édit de février 1776 les abolit, Turgot les rétablit. Enfin un décret de 1791 les supprime complètement. Depuis cette époque, l'esprit d'association, au lieu d'être stimulé chez nous, a toujours été étouffé au profit de l'individualisme. Enfin, en 1877, les revendications ouvrières se font plus pressantes, et trois ans plus tard, le gouvernement de la République dépose un projet de loi qui est devenu la loi du 21 mars 1884.

Dès lors, les syndicats professionnels deviennent personnalité civile, capables d'acquérir, de posséder des biens propres, de prêter, d'emprunter, d'ester en justice. L'ouvrier a donc désormais une arme légale, en même temps qu'un levier, dont il ne connaît pas lui-même toute la puissance : le droit d'association. Que ne peut faire, en effet, l'association des efforts, l'association des énergies et des dévouements !

Mais c'est aussi une arme à double tranchant, aussi bien faite pour le bien que pour le mal ; elle est dangereuse, même pour ceux qui la manient, aux époques de transition où les mains sont novices et malhabiles à s'en servir.

Rôle des syndicats.

Nous n'avons pas à juger de l'orientation qu'ont pris jusqu'ici beaucoup de syndicats corporatifs. Nous attendons seulement avec impatience le jour où, au lieu de se laisser absorber par des controverses irritantes, « par des querelles mortelles, avivées par des passions sectaires », tous les syndicats concentreront leur attention et exerceront leur activité pour des fins plus nobles, plus utiles et plus dignes d'eux, où la préoccupation dominante de tous leurs membres sera de tarir les sources de la misère, de l'ignorance, de la paresse et de la maladie.

Comme l'a dit très justement Jules Simon,

personne ne peut sauver l'ouvrier de la misère
que l'ouvrier lui-même.

Que ferait-on pour lui d'efficace, en effet, s'il
n'y coopérait par ses propres efforts? C'est dans
cette voie féconde de l'aide mutuelle, de la mutualité, que l'ouvrier doit marcher et que doivent
l'aider à progresser les classes faussement appelées dirigeantes, car, suivant l'heureuse expression de Claudio Janet, il n'y a plus de classes
dirigeantes, mais il y a toujours des classes responsables. Le syndicat doit donc s'appliquer à
devenir l'expression la plus haute, la plus pure
de la démocratie, et inculquer, fidèle au rôle d'é-
ducateur qu'il se sera donné, à tous ses adhé-
rents, la vertu maîtresse des travailleurs : la
prévoyance. Cette prévoyance doit s'étendre, non
seulement au capital argent, au capital travail,
mais, encore et surtout, **au capital santé**, le
plus précieux de tous.

Nous nous demandons si, en face de toutes
les œuvres qui s'occupent de l'ouvrier, si en présence de l'initiative, aussi généreuse que désin-
téressée, d'innombrables philanthropes, les syndicats n'ont pas aussi un rôle bienfaisant à jouer.

Pourquoi ne participeraient-ils pas à leur organisation, à leur direction ? pourquoi ne recher-
cheraient-ils pas, par des sortes d'assurances
mutuelles, les fonds nécessaires à leur fonctionnement ? Il est certain que ce ne sont pas les
dévouements qui manqueraient ; le monde ouvrier en est une mine inépuisable, nous l'avons
constaté bien souvent.

Il faut apprendre à l'ouvrier à être le collabo-
rateur des œuvres dont il profite. Il faut faire
l'éducation des meneurs (dans le bon sens du
mot), il faut les imprégner de ces idées justes,
afin, qu'à leur tour, ils répandent largement la
bonne semence dans leur entourage.

Tout cela n'est pas simplement l'énoncé d'une
utopie, ou le résultat d'un rêve social, ces idées
ont pris corps, et déjà un syndicat ouvrier a
réalisé une partie de ce programme.

En effet, le Syndicat de l'Aiguille lyonnaise,
que dirige avec autant d'intelligence que de dévouement Mlle Rochebillard, possède ou plutôt
loue, depuis deux ans, une villa cure d'air où
l'on envoie, chaque été, les ouvrières dont la santé
a été compromise par des veilles prolongées ou

même simplement par un travail au-dessus de leur force, sans trêve ni repos.

Nous avons été appelé à assurer le service médical des hôtes de la villa de la Chantade, et aussi à faire le choix, souvent difficile, des candidates au départ.

Nous avons pu constater qu'ainsi comprise, cette œuvre a une double action physique et morale.

Au point de vue moral, elle montre à l'ouvrière ce que peut l'association bien comprise, la mise en commun des efforts et, qu'en somme, il n'est pas besoin de révolutions sociales à grand fracas, de bouleversements sanglants, pour acquérir aide et secours contre la fatigue et la maladie.

Elle lui apprend à avoir un peu de cette prévoyance, si utile aux travailleurs, puisque le séjour réconfortant à la montagne n'est, en principe, pas gratuit et qu'il faut un effort de volonté pour en profiter.

Cette œuvre apprend aussi à l'ouvrière à savoir, autant que possible, se passer de la charité et des secours administratifs, souvent dérisoires et toujours déprimants.

Nous avons eu la sensation très nette que le sentiment de l'ouvrière qui profitait de la cure d'air était tout autre que si elle avait été recueillie, par pitié, par une initiative purement charitable, si discrète soit-elle. Elle se sentait comme chez elle; aussi combien de fois ne l'avons-nous pas entendue dire, avec un certain sentiment d'orgueil, notre villa, notre maison !

Quant aux résultats physiques, nous pensons intéresser le lecteur en citant une partie du rapport de la fin d'année 1903 (1).

Résultats de la cure d'air à la villa de la Chantade.

On dit couramment d'une affaire qu'elle est bien ou mal menée, suivant qu'elle donne ou ne donne pas un bénéfice proportionnel au travail fourni, au capital engagé.

En matière d'assistance, de bienfaisance ou de mutualité, on peut dire que telle ou telle œuvre est pratique ou non, suivant qu'elle donne ou ne donne pas son maximum de rendement, son maximum d'effet utile. Il est donc très important, pour tous ceux qui s'intéressent au grand mouvement social

(1) Bonnard, « Le travail de la femme et de la jeune fille », in *Bulletin du Syndicat.*

actuel, de tâcher de connaître sous quelle forme pratique, suivant quels principes ces œuvres doivent être entreprises.

Il y a, en effet, plusieurs façons de les concevoir, mais prenons de suite un exemple : Une pluie d'une très grande abondance tombe sur une région montagneuse dénudée. Que se passe-t-il ? Les ruisseaux dévalent tout d'un coup sur les rochers nus, se précipitent dans les plaines en torrents impétueux, entraînant tout sur leur passage, terres, maisons, habitants.

Aussitôt la presse aux cent bouches décrit en termes émus la misère des malheureux inondés ; on organise des souscriptions, pas toujours désintéressées, des fêtes où l'on danse, où l'on boit, en attendant de pouvoir faire manger son prochain. Enfin, après quelques petits prélèvements, l'argent arrive aux intéressés, pas toujours aux plus intéressants.

Bref, les musiques se taisent et, avec elles, les dernières récriminations des plus exigeants ; tout rentre dans l'ordre, et l'on passe à autre chose, comme s'il ne restait plus rien à faire.

Distribuer des secours immédiats est bien sans doute, c'est même nécessaire ; mais combien il eût été plus utile de tâcher de prévenir le retour de pareille catastrophe.

Dans l'exemple que nous avons pris, les rocs

dénudés restent toujours menaçants sur la tête de ces obligés. Supprimez cette épée de Damoclès en faisant reboiser les montagnes, en coupant les ravins trop profonds par des travaux appropriés, faites de façon à ce que les pluies s'écoulent lentement, entretiennent les sources et deviennent un élément de prospérité. Non seulement les inondations seront supprimées, mais encore, les riverains préservés trouveront dans l'avenir une source de revenus dans les forêts qui auront été plantées.

Dans le premier cas, c'est la *bienfaisance immédiate* ou d'urgence ; dans le second, c'est *la bienfaisance préventive*, infiniment supérieure comme effet utile, mais qui demande plus de perspicacité, plus d'effort de continuité, plus d'amour vrai du bien.

Le Syndicat Lyonnais du *Travail de la Femme et de la Jeune Fille* semble avoir voulu entrer dans cette voie en mettant à la disposition de ses adhérentes la villa sanatorium de la Chantade (fig. 18).

En permettant aux membres de la famille syndicale d'aller puiser, dans l'air pur de la montagne, des forces pour lutter contre la maladie, il a mis en pratique le vieil adage : « Il vaut mieux prévenir que guérir ».

Nous avons eu la délicate mission de choisir les jeunes malades au départ et celle aussi de diriger le traitement pendant la période de cure ; il nous a donc paru utile de faire connaître les résultats de cette tentative.

M. le Dr Chatin a bien voulu nous prêter, en cette circonstance, son bienveillant concours et l'appui de son autorité médicale ; nous l'en remercions, en notre nom et au nom du Syndicat.

Comme nous devions faire de la bienfaisance préventive, notre ligne de conduite était tout indiquée : il fallait sélectionner les postulantes et ne prendre que celles qui avaient le plus de chance de tirer de ce séjour, à une altitude de 1.225 mètres, le maximum d'effet.

Prendre du reste les malades avancées eût été à l'encontre du but poursuivi, de l'intérêt même du Syndicat.

Il ne s'agissait pas de fonder un hôpital ou un sanatorium véritable. Nous devions choisir précisément celles qu'un hôpital eût refusées, et éliminer celles pour qui l'hospice ou le grand sanatorium eût été indiqué.

Nous nous expliquons sur ce point, car la chose, à notre avis, nous paraît très importante.

Un établissement hospitalier ne prend que les malades caractérisés et ne prend pas ceux qui sont seulement sur le point de le devenir.

Nous, nous ne prenons que celles que leur faible constitution, ou les conditions hygiéniques mauvaises dans lesquelles elles sont obligées de vivre, prédisposent à la tuberculose ou à quelque autre affection diathésique.

Nous voulons prendre aussi celles qui sont si lé-

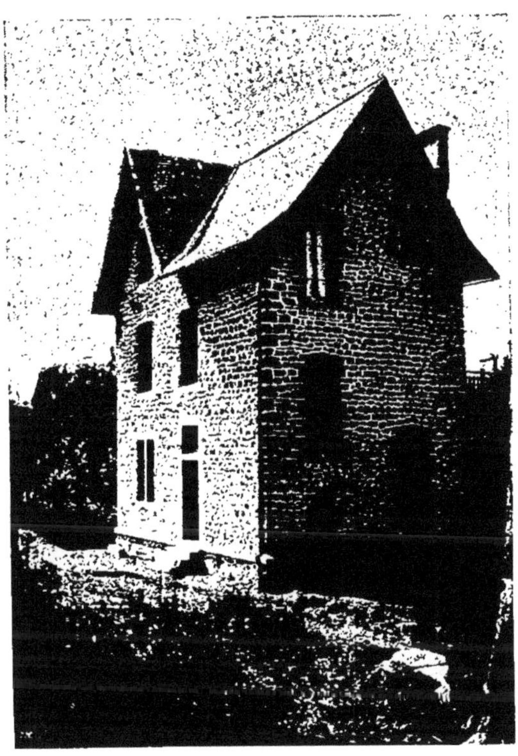

Fig. 18. — Villa de la Chantade.

gèrement atteintes que nous ayons tout espoir de les remettre rapidement dans le chemin de la guérison, en leur fournissant, pendant quelque temps, un air pur, un repos réparateur et une nourriture saine.

C'est d'après ces principes qu'a été organisée la villa-sanatorium du syndicat et qu'elle a fonctionné cet été (fig. 18). Malheureusement le temps de cure a été court, un mois seulement ; néanmoins les résultats ont été très encourageants, comme on le verra plus loin.

Sept personnes ont composé la première caravane du Syndicat : une directrice, une cuisinière et cinq malades.

Nous ne nous étendrons pas sur la description de la villa. Nous n'avons en vue que les résultats médicaux. On nous excusera de ne point donner des observations complètes et détaillées de nos malades ; nous ne le ferons pas, pour des motifs de convenance sur lesquels il est inutile d'insister.

Nous dirons seulement que, sous la triple influence du *repos, de l'air et de l'alimentation*, nous avons vu se produire, non seulement chez des jeunes filles prédisposées, mais même atteintes légèrement, une amélioration rapide de l'état général et une disparition des signes d'auscultation notés au départ.

Le repos a consisté, pour certaines de nos malades, à rester étendues au grand air, soit sur une terrasse disposée à cet effet, soit tout simplement à l'abri des sapins, six, sept et huit heures par jour, bien couvertes et la tête protégée contre les rayons trop ardents du soleil. Pour les autres, le repos n'a été que la cessation absolue du travail quotidien, remplacé par la libre vie au grand air.

L'alimentation, assurée par des repas réguliers, fréquents et abondants, assaisonnés de l'appétit que donne l'air vif de la montagne, devait faire le reste. — Pas de médicaments.

Sous cette influence, nous avons vu, chez les plus malades, la fièvre disparaître, le sommeil revenir et les signes d'auscultation s'amender de jour en jour, enfin l'amélioration générale se traduire par un engraissement manifeste que les pesées à la bascule, faites régulièrement et minutieusement, traduisent éloquemment en chiffres :

Poids initial :	Mlle X***	Mlle Z***	Mlle L**.
Le 6 août 1903. . . .	47 kilos...	46 kilos	46 kilos
14 —	49 —	48 —	50 —
24 —	52 —	51 —	52 —
5 septembre 1903.	52 fort.....	51 k. 500...	52 —

Ces résultats physiques n'ont pas été les seuls que nous ayons obtenus ; ils se sont accompagnés de résultats moraux dont l'importance n'est point négligeable.

Nous avouons que ce n'était pas sans une certaine appréhension que nous avions vu ces jeunes filles quitter brusquement le mouvement de la grande ville, l'agitation incessante de l'atelier pour la solitude et le silence de la haute montagne.

Il y avait aussi l'épreuve, souvent si redoutable, de la vie en commun.

Nos craintes ont été vite dissipées dès que nous avons pu constater avec quelle facilité s'était établi le contact de ces jeunes esprits avec la grande montagne.

Pas un instant de mélancolie ou de regret. La seule préoccupation était d'aspirer le plus possible de cet air si pur, si vivifiant, qui devait rendre, avec la santé, la force et l'énergie au travail.

De sorte qu'en quittant la villa de la Chantade, le dernier mot a été celui-ci : « Docteur, vous nous reprendrez bien l'année prochaine ! »

C'était le meilleur remerciement qu'elles pouvaient adresser au syndicat qui les avait envoyées.

Et elles ajoutaient : on sera très raisonnable, on travaillera tant qu'on pourra... on sera très économe pour pouvoir payer la totalité ou du moins la plus grande partie de la dépense du séjour.

Nous avons vu dans les yeux tant de sincérité que nous avons promis... d'intercéder auprès du Syndicat pour elles ou leurs sœurs de la grande famille ouvrière.

Si nous avons attendu si longtemps pour donner ce compte rendu, c'est que nous voulions voir les résultats éloignés de cette tentative.

Qu'allaient devenir ces améliorations si rapidement obtenues ? Peut-être ne serait-ce qu'un feu de paille, qu'une simple poussée de santé ?

Nous avons donc, ces jours derniers, convoqué nos jeunes malades dans le cabinet du docteur Chatin et, après sept mois, nous les avons de nouveau interrogées, examinées, auscultées.

Sauf une qui était absente de Lyon, toutes ont répondu à l'appel, et nous avons pu constater, avec une réelle satisfaction, que les résultats acquis s'étaient intégralement maintenus.

Elles ont toutes passé cet hiver lyonnais, si dur aux débiles, en travaillant sans interruption, avec entrain, en subvenant à leurs besoins, en vivant honnêtement.

Les poumons avaient continué à se cicatriser et le sang avait gardé l'oxygène emprunté à l'atmosphère si riche de la haute montagne.

En présence de tels résultats que nous reste-t-il à faire ?

A continuer l'œuvre du grand air ; non seulement à la continuer, mais à l'étendre.

N'est-ce pas une œuvre qui a donné son maximum de rendement, son maximum d'effet utile !

Depuis que ces lignes ont été écrites, l'œuvre du Syndicat de l'Aiguille lyonnaise a continué à donner d'excellents résultats. Certaines jeunes filles ont faitdeux séjours, lorsque le premier a été jugé insuffisant ; ce qui nous a frappé sur-

tout, c'est la persistance des améliorations obtenues malgré la rigueur des hivers lyonnais, toujours très durs aux organismes débiles.

Nos efforts ont donc porté tous les fruits qu'on
pouvait en espérer.

Maintenant que la troisième année s'achève,
que l'organisation s'est perfectionnée, que les
dépenses ont encore diminué, grâce à l'expérience
et au zèle des directrices, le prix demandé n'est
en effet que de 50 francs pour un mois de séjour, tout compris, même le voyage, on ne peut
qu'encourager les syndicats similaires à faire la
même tentative, en leur promettant plein succès.

CHAPITRE XI

RESPONSABILITÉ DES ACCIDENTS. — ASSURANCES

Responsabilité des accidents. — Décharge. — Assurances.

Malgré les services rendus à leurs enfants, les parents, lorsqu'il arrive un accident, deviennent d'une exigence extraordinaire ; oublieux des sollicitations et des protestations de reconnaissance, on n'entend plus que leurs réclamations, prélude de chantages éhontés et décourageants.

Aussi toutes les sociétés prennent-elles des précautions contre les conséquences des accidents qui pourraient survenir, tandis qu'elles ont la garde et la responsabilité des enfants.

Les parents sont ordinairement tenus, au moment de l'inscription de leurs enfants, de signer une sorte de décharge dont voici la formule :

Je soussigné . . . . parent ou parente du candidat, demande son admission à l'œuvre des . . . . . et déclare qu'il se conformera au règlement ainsi qu'à toutes les recommandations qui lui seront faites. Je renonce à toute revendication en cas d'accidents, sachant toute la peine qui est prise pour les éviter.

Mais cette formalité n'a qu'une valeur très relative, car les sociétés ne sauraient se soustraire à la responsabilité générale édictée par les articles 1382 et 1384 du code civil, qui veut que tous supportent les conséquences de leur faute personnelle. Nous pensons néanmoins que les administrateurs des œuvres du grand air feront bien de continuer à faire signer aux parents la formule dont nous avons donné le texte plus haut, car, en cas de poursuites judiciaires, les tribunaux pourront en faire état.

Assurances. — Les administrateurs, responsables des œuvres des colonies, se sont mis à l'abri de ces conséquences fâcheuses, en assurant les enfants contre les accidents. L'œuvre des voyages scolaires verse, à cet effet, 0,10 par jour et par enfant pour chaque journée de voyage.

L'œuvre Stéphanoise verse 0,20 cent. par enfant pour toute la durée du séjour.

D'autres œuvres assurent non seulement les enfants eux-mêmes, mais s'assurent encore contre les conséquences d'accidents corporels causés aux tierces personnes par ces enfants.

Voici le texte d'une de ces polices :

La compagnie X . . . garantit la responsabilité civile de M. Z . . . et de Mme Y . . . demeurant à . . . . . en leur qualité d'administrateurs de l'œuvre de . . . . à raison des accidents corporels causés aux tierces personnes par les enfants eux-mêmes, au cours de leur séjour à la montagne organisé par les personnes sus-visées du 1er juillet au 31 octobre de chaque année. Cette garantie est donnée jusqu'à concurrence de 10.000 fr. par victime et de 20.000 fr. par catastrophe, quel que soit le nombre des victimes et moyennant la prime annuelle de 25 fr. à forfait payable d'avance sur le nombre total de 15 enfants de 6 à 13 ans par saison.

Ces derniers temps, Mlle Franck Puaux et M. Louis Comte, dont tout le monde connaît le dévouement aux œuvres des colonies de vacances, se sont mis à la tête d'un comité pour l'étude de cette importante question d'assurance. Nous souhaitons que ce comité tranche enfin cette question, et que, fixés sur leur part de responsabilité, tous ceux qui ont à cœur de faire le bien puissent le faire sans inquiétude.

CHAPITRE XII

LE BUDGET DES ŒUVRES

Finances. — Prix de revient des Œuvres du grand air. — Budget. — Gratuité, participation des parents. — Aide fraternelle et non pas aumône. — Apathie générale des intéressés. — Ressources diverses.

Prix de revient.

Nous aurions voulu éviter au lecteur la discussion toujours fastidieuse des budgets, des prix de revient, mais il nous a semblé que notre étude aurait été tout à fait incomplète si nous ne l'avions pas abordée. Comme pour la guerre, l'argent est le nerf des œuvres.

Le prix de revient d'un enfant à la campagne varie du simple au triple et plus, suivant le type de colonie adopté et suivant le lieu de placement.

L'œuvre des enfants à la montagne de Saint-Etienne arrive à placer ses pupilles chez les paysans de la Haute-Loire, au prix de 0 fr. 50, par jour et par enfant. C'est bien, je crois, le minimum qu'on puisse atteindre.

Dans certaines villas scolaires de la ville de Paris, le prix de la journée d'un enfant s'élève jusqu'à 3 fr. Dans ces prix de revient, outre la nourriture, sont compris, le voyage, les frais d'achat de meubles, d'ustensiles, etc., l'amortissement normal des immeubles, les médicaments, l'appointement des directeurs et des directrices, les assurances. Entre ces deux prix extrêmes, il y a toute une gamme intéressante.

La Caisse des écoles de Lyon a envoyé, en 1902, 635 enfants dans les montagnes de l'Ardèche. Le prix de revient a été de 40 fr. par enfant pour 40 jours.

D'après le compte-rendu financier (1), les dépenses se répartissent ainsi :

Détail des dépenses spéciales à l'Œuvre
des Enfants à la Montagne.

Chemin de fer	2.266 fr. 70
Voitures	865 — 50
A reporter	3,132 fr. 20

(1) *Bulletin*, 1902.

A. BONNARD. 16

	Report	3,132 fr. 20
Repas des enfants.		310 — 45
Pension aux nourriciers . . .		15.198 — 20
Surveillance.		635 —
Assurance		129 —
Achat et confection des sacs. .		51 — 90
Personnel		1.298 — 20
Frais de voyage, repas, logement des instituteurs . . .		303 — 35
Imprimés, timbres, frais divers		564 — 15
		21.622 fr. 45

A l'Œuvre des trois semaines de Paris, le séjour d'un enfant revient à 40 fr. pour trois semaines à la campagne et à 70 fr. pour 4 semaines à la mer.

A l'Œuvre du Soleil, on prend les jeunes ouvrières parisiennes, anémiques ou surmenées, au prix de 2,85 par jour, tous frais compris.

La pension est, au Chalet Saint-Laurent-sur-Mer (Œuvre des Saines vacances), de 1 fr. 70 par jour.

L'œuvre protestante du pasteur Puyroche, de Lyon, envoie, en placement familial, dans la Haute-Loire, des enfants et des jeunes filles au prix de 31 fr. 50 pour 6 semaines.

Le Cercle d'études du II° arrondissement de Lyon a payé 30 fr. pour 30 jours de séjour.

A Lille, où ont été fondées des colonies scolaires de placement familial, le prix de revient a été de 2 fr. 26 environ.

A Valence, la Société du Sou des écoles a envoyé ses pupilles dans l'Ardèche, au prix de 0 fr. 90, tous frais compris.

A l'étranger, le prix de revient est sensiblement le même qu'en France ; il me paraît donc inutile d'insister.

Budget.

Pour équilibrer les budgets de certaines œuvres qui s'élèvent, par exemple, pour la Chaussée du Maine, à 105.562 fr. 45, il faut, de la part des directeurs ou des directrices, autant de dévouement que d'ingéniosité. En 1902, les différents arrondissements de Paris ont dépensé pour les colonies de vacances 307.281 fr. 93.

Les ressources des différentes œuvres proviennent de dons de généreux philanthropes, de subventions des conseils généraux, des conseils municipaux, des caisses des écoles, de différentes associations laïques ou religieuses, de patronages, de syndicats.

C'est là, à n'en pas douter, un très judicieux emploi des deniers publics.

« On ne peut nier en effet, dit M. Delpy, que c'est encore être sagement économe des deniers publics que de savoir dépenser, quand il est temps, l'argent nécessaire pour armer contre la tuberculose et les autres maladies, des enfants qui, sans cela, arriveront un jour infailliblement à encombrer nos hôpitaux ».

Est-il possible de soutenir que ce qu'on fait en France est suffisant, quand on voit cette association anglaise « The Children's Country Holidays Fond » envoyer à elle seule 34.259 enfants en colonies de vacances dans une année !

Enfin les ressources des colonies proviennent des enfants eux-mêmes dont les parents devraient fournir sinon la totalité des pensions, du moins une très large part. C'est le cas de poser la question de gratuité ou de non gratuité.

M. Louis Comte, de Saint-Etienne, l'a très bien exposée dans un chapitre du compte-rendu de son œuvre, intitulé : *Aide fraternelle et non pas aumône.*

Aide fraternelle et non pas aumône.

Si nous respectons les convictions des parents, si nous ne nous permettons pas le moindre attouchement sur la conscience des enfants, nous respectons également leur dignité et évitons tout ce qui pourrait les diminuer à leurs propres yeux.

C'est pour cela que nous avons repoussé, dès le début de l'œuvre, le principe de la gratuité complète, principe, du reste, qui est souverainement injuste et qui habitue insensiblement les ouvriers à tendre la main.

Il nous a paru que chaque famille devait contribuer, dans la mesure de ses moyens, à l'entretien de ses enfants dans la Montagne, afin que nous puissions prendre, moyennant une très faible contribution, les pauvres petits dont les parents sont réduits à l'extrême misère.

Qu'on remarque, en outre, que les parents qui versent une contribution en rapport avec leurs ressources ont le sentiment d'avoir fait un effort; il ne leur semble pas qu'ils aient reçu la charité ; ils se sentent rehaussés dans leur propre estime, et le bienfait retiré par leurs enfants de ce séjour à la campagne leur paraît d'autant plus précieux qu'il leur a coûté davantage.

Les parents semblent, du reste, le comprendre,

puisque, outre les 1.382 fr. d'inscription, ils ont versé le joli denier de 8.000 fr. Il est vrai qu'ils avaient promis de verser 10.500 fr., mais la misère est telle dans ce moment-ci que nous éprouvons comme un serrement de cœur très douloureux, lorsqu'il s'agit de recouvrer les sommes qui nous sont dues.

Malheureusement les parents ne l'ont pas compris partout comme à Saint-Étienne. Comme toujours il y a de nombreux abus. Dans le compte-rendu de 1902 de l'œuvre municipale lyonnaise, les organisateurs se plaignent de ce que les parents n'ont pas participé aux dépenses comme ils le devaient.

Nous avons admis en principe, dès le début, à l'exemple de M. Louis Comte, que les parents qui peuvent payer doivent le faire et que l'œuvre ne doit pas s'exposer à gaspiller ses ressources, en assistant les familles qui n'en ont pas besoin, afin de pouvoir venir en aide à un plus grand nombre de familles réellement nécessiteuses. Nous demandions donc aux parents de payer, s'ils le pouvaient, le prix entier de 40 francs ou de déclarer qu'il sollicitaient des réductions de cette somme aux 3/4, à la moitié, au quart ou au huitième du chiffre indiqué.

En face des mille demandes d'inscription, nous avons le regret de constater que la grande majorité des parents n'offrait de verser que le minimum, soit 5 fr., ce qui laissait à la charge de la caisse des écoles le paiement d'une somme de 35 fr. par enfant.

Aussi qu'est-il arrivé ? c'est que les ressources manquant, les organisateurs furent obligés d'éliminer 400 enfants sur 1000 qui se présentèrent à l'examen médical.

Dès l'après-midi du même jour commença la série des longues et pénibles séances dans lesquelles nous dûmes nous résigner, la mort dans l'âme, à prononcer les éliminations nécessaires, en nous fondant à la fois sur la note médicale des enfants, sur la position des parents contrôlée par les enquêtes, et sur l'effort plus ou moins grand consenti par eux pour verser dans la mesure de leurs moyens.

Combien de fois passèrent et repassèrent entre nos mains et sous nos yeux ces centaines de bulletins de demandes, entre lesquels nous avions à faire un choix, avant que nous ayons pu parvenir au terme de cette laborieuse sélection ! Il nous fallait émettre un verdict de condamnation contre plus de 400 enfants, que nous allions priver du bienfait des vacances à la montagne, et qui réellement, pour la plupart, en avaient un aussi grand besoin que ceux que notre choix allait favoriser.

Que de misères il nous fallut essayer d'apprécier et de mesurer comparativement ! Familles chargées d'enfants, parents malades, infirmes, sans travail, veufs ou veuves, orphelins élevés par des grands parents, des oncles, des tantes, des grands frères ou des sœurs aînées !

Ce fut un travail bien long et bien douloureux ; plus nous avancions dans notre pénible besogne d'élimination, plus nous ressentions d'angoisses, et presque de remords, d'avoir à la continuer jusqu'au terme que les circonstances nous assignaient impitoyablement.

Enfin, au bout de plusieurs jours, nous avions terminé ; nous le pensions du moins ! Nous avions arrêté la liste des 600 enfants que nous allions envoyer dans l'Ardèche. Il ne nous restait plus qu'à subir les protestations des condamnés, à écouter leurs plaintes et à essayer de consoler leur douleur par les témoignages de notre impuissante compassion.

A ce propos, que le lecteur nous permette encore de citer ces quelques lignes empruntées au rapport de M. Delpy.

Le Pasteur Lorriaux écrit quelque part :

Que de fois n'avons-nous pas entendu cette parole

amère jaillir du cœur et des entrailles, en même
temps que des lèvres de parents affligés ! « Si nous
étions riches, notre enfant ne serait pas mort! nous
l'aurions sauvé! Il lui fallait des fortifiants, il lui
fallait la campagne, nous n'avons pu lui procurer,
et, malgré toute notre tendresse pour lui, nous l'avons
laissé mourir. » Une des meilleures façons d'être heureux n'est-il pas encore de donner un peu de son
bonheur aux autres? Est-il un moyen plus efficace
de pacification sociale que de contribuer à la prospérité des œuvres de colonies de vacances, et qui ne
se sentirait le cœur ému à la pensée que quelques
journées de séjour à la campagne, procurées à une
de ces innocentes victimes de la misère, peut la
sauver et en faire un être sain et vigoureux !

Ressources diverses.

Aussi en face de la négligence des uns, de l'in-
différence des autres, la charité a-t-elle dû trouver
d'ingénieuses combinaisons pour recueillir l'argent indispensable à des œuvres si utiles.

A Lyon, on a distribué aux enfants des écoles
des *carnets d'épargne*, dits *carnets du sou de la
montagne*, sur lesquels on colle des timbres de
0,10. Ces timbres représentent les petites écono-

mies de l'écolier qui lui permettront en juillet de partir pour la campagne.

Il me semble qu'il y a, en France, deux endroits où des troncs ou boîtes de bons auraient chance d'être remplis : dans les gares de chemins de fer, à côté des guichets où se vendent ces vrais bons de vacances, billets de campagne et de bains de mer pour les enfants privilégiés ; des salles d'attente ; et aux bains de mer, à l'entrée des Casinos, aux portes de leurs salles de danse et de fête ; n'est-ce pas à ces heures de la vie où la fortune et l'aisance même, permettent à ceux qu'on appelle les heureux de ce monde de donner à leurs enfants tout ce que leur tendresse peut désirer pour eux qu'il est bon de leur rappeler qu'il y a d'autres parents qui aiment les leurs et qui, cependant, les voient dépérir tous les jours, et se désespèrent de n'avoir pas les moyens de leur rendre la santé (1).

On vend à peu près dans toutes les œuvres des *cartes postales* au bénéfice des plus nécessiteux.

L'œuvre de la Chaussée du Maine a fait faire des *tire-lires* destinées à être placées sur la table des enfants riches pour secourir leurs frères malheureux.

(1) *Revue philanthropique*, 10 juillet 1903.

L'association des Marcumvins de Bruxelles a tiré de gros bénéfices de l'installation de *troncs* dans les cafés, hôtels, restaurants, cercles, établissements de villes d'eaux, stations de bains de mer où se rendent les gens fortunés. A Lyon encore, la ville de la charité par excellence, on donne de grandes fêtes, concerts, conférences, bals pour les colonies.

Certains journaux d'enfants : *Mon Journal*, *Le Petit Français*, *Le Saint-Nicolas*, ont ouvert des souscriptions pour les enfants du peuple, habituant les tout jeunes enfants à penser à leurs petits camarades moins heureux.

C'est dans cet esprit de solidarité enfantine, qu'a été fondée et qu'a grandi la Ligue fraternelle des Enfants de France. Elle étend aujourd'hui son réseau bienfaisant sur 23 des principales villes de France, fondant surtout des colonies de vacances.

Je promets, dit la formule d'adhésion, de secourir avec affection et dans la mesure de mes forces, mes frères et sœurs malheureux, les enfants pauvres et abandonnés ; je promets de verser chaque année, à la caisse de la Ligue, une cotisation de 2 fr. au moins.

Mais toute cette généreuse organisation ne saurait dispenser les véritables intéressés, c'est-à-dire les enfants et leurs parents, de toute contribution et de toute initiative. Il serait à souhaiter, il serait même nécessaire que, peu à peu, par le fait d'une éducation progressive, ils prennent eux-mêmes au moins une part de la direction des œuvres destinées à les secourir.

C'est ainsi que l'a compris M. le pasteur Puyroche de Lyon, en faisant verser aux parents, même les plus pauvres, 1 fr. d'inscription et un minimum de 0,20 cent. par semaine, pour chaque enfant envoyé à la campagne.

CHAPITRE XIII

A côté des résultats matériels se manifestant par une augmentation de poids, par une amplitude plus grande de la poitrine, par une multiplication considérable des globules rouges, il en est d'autres qui sont loin d'être négligeables ; ce sont les résultats intellectuels, moraux et sociaux.

Ils sont plus considérables qu'on ne le croirait à première vue. Les maîtres, tels Pestallozi, Toppfer, l'auteur des *Voyages en zig-zag*, le pasteur Bion, le vénéré fondateur des colonies de vacances, Cottinet, Louis Comte, sont unanimes dans leurs appréciations.

Le cercle d'idées de l'enfant, dit le pasteur Bion, s'élargit grâce aux choses nouvelles qu'il voit et entend ; l'imagination, le sentiment, le sens du beau s'éveillent et se développent, grâce à ce séjour au milieu de la nature, dans les bois et sur les montagnes. Il est curieux et touchant de voir combien souvent des natures d'enfants sombres qui paraissent fermées à tous sentiments élevés, sortent pour ainsi dire d'elles-mêmes et révèlent une profondeur de sentiments qu'on n'aurait pas soupçonnée. La direction et la surveillance à la fois ferme et bienveillante sous laquelle les enfants restent pour ainsi dire jour et nuit pendant des semaines entières, influent heureusement sur leur caractère. Ils s'habituent à l'obéissance, à l'ordre, à la propreté, toutes choses auxquelles ils ne sont pas astreints chez eux, ou ne le sont que dans une mesure insuffisante.

M. l'inspecteur André, de Reims, le grand propagateur des voyages scolaires, bien placé pour contrôler les résultats des colonies, écrit :

« Si les colonies produisent des résultats vraiment remarquables au point de vue physique, elles élargissent l'horizon intellectuel des enfants si ignorants de la vie de la campagne. »

Au point de vue moral, l'enfant en retire des bénéfices considérables. En effet, entre 10 et 13 ans, son organisme subit des transformations importantes, les organes sexuels évoluent et, avec cette évolution, une répercussion considérable sur le système sensitif, période dangereuse à traverser surtout pour ceux qu'excitent les mauvais exemples de la rue où ils vivent, comme abandonnés pendant tout le temps des vacances scolaires.

A la campagne, après la fatigue des grandes courses à travers les bois et les champs, ils subissent l'effet sédatif du grand air. La nervosité de cette période de la vie de l'enfant s'apaise, l'esprit est distrait par les spectacles sans cesse changeants de la nature qu'il n'a connus, la plupart du temps, jusqu'ici que par la description des classiques.

Beaucoup, parmi ces enfants, ne connaissent que le quartier où ils habitent, dit M. Delarasse; pour eux, l'univers se réduit à deux ou trois rues où ils jouent, où ils polissonnent. Tout à coup, les voilà transportés au milieu des champs et des bois. Leurs yeux avides, tout grands ouverts, contemplent cette nature inconnue pour beaucoup d'entre eux. Ce spectacle grandiose les émeut, les enchante, les instruit : ils échangent,

avec une joie des plus vives, leurs impressions.
Et alors, les maîtres et les maîtresses se font un
plaisir de leur donner, dans des entretiens fami-
liers, de véritables leçons de choses. Des con-
naissances multiples s'acquièrent ainsi rapidement, sans fatiguer l'esprit, et restent à jamais
gravées dans leur mémoire. Le séjour des colonies de vacances exerce sur les enfants une influence moralisatrice que nos maîtres sont unanimes à signaler. En trois semaines, nous avons
pu constater une grande amélioration dans leur
langage comme dans leur tenue. Ce séjour développe, en plus, chez eux, non seulement l'esprit d'initiative, mais encore les bons sentiments.
Dans un rapport du XVIᵉ arrondissement de
Paris, j'ai lu cette phrase : « Il n'est pas exagéré de dire qu'un pareil séjour fournit à des
enfants anémiés une force, une robustesse, un
sang pur et généreux qui se traduisent par un
commencement de rénovation physique amenant,
par voie de conséquence, un équilibre intellectuel et moral beaucoup plus stable (1). »

(1) *Revue Philanthropique*, juillet 1903.

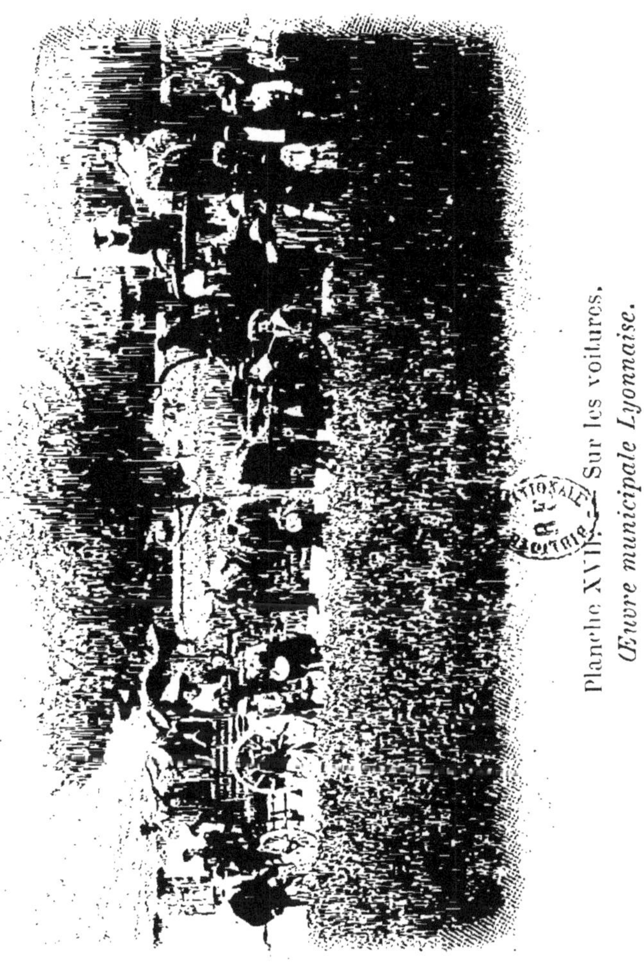

Planche XVIII. — Sur les voitures.

Œuvre municipale Lyonnaise.

A. BONNARD.

17

Au point de vue social, les œuvres du grand air sont des œuvres de paix et de rédemption, faites d'altruisme, de charité, de solidarité.

En frappant, dit Cottinet, à la porte du lycée Condorcet et du collège Rollin, nous ne voulions pas seulement de l'argent, nous prétendions encore établir un lien entre les écoliers de conditions différentes, rapprocher encore par leur intermédiaire les familles déjà moins divisées chez nous qu'ailleurs et apprivoiser par un fraternel contact une population scolaire destinée à se fondre plus tard sous les drapeaux. Que nos collégiens, assurés presque tous de leurs vacances, en procurassent les avantages à des camarades moins heureux, c'était pour eux un rachat volontaire des faveurs de la fortune ; pour nos enfants, c'était une marque de cordialité, plus encore qu'une assistance, quelque chose comme une étrenne enveloppée dans une poignée de mains.

Que de préventions ces œuvres feraient tomber ! Que de haines sourdes elles pourraient apaiser, que de malentendus se dissiperaient par le rapprochement des classes qui ont le grand tort de s'ignorer !

Lorsque le Syndicat de l'Aiguille lyonnaise offrit à ses adhérentes fatiguées ou malades un séjour à la montagne, il eut la première année toutes les peines du monde à trouver des jeunes filles pour en profiter et, pourtant ni les chlorotiques, ni les anémiques, ni les tuberculeuses ne manquaient; des bruits bizarres avaient couru, l'ouvrière ne pouvait croire qu'on lui tendît la main sans arrière-pensée, elle se méfiait que cette offre ne dissimulât quelque exploitation.

M. Louis Comte, avec son humour habituelle, nous raconte, dans le *Relèvement social*, les débuts de l'Œuvre des jeunes filles à la montagne de Saint-Etienne.

On avait loué une villa toute neuve dans les montagnes de la Loire, 1080 mètres d'altitude, on y avait fait une installation confortable pour 14 jeunes ouvrières stéphanoises, l'argent était trouvé et tout marchait à merveille. Les demandes allaient sans doute affluer, mais : que de difficultés pour trouver ces 14 jeunes filles ! Un moment, nous désespérions même de les trouver. De pauvres filles anémiques se tenant debout par un reste d'habitude, nous en rencontrions dans toutes les maisons, mais quand nous leur proposions de les amener dans la Haute-

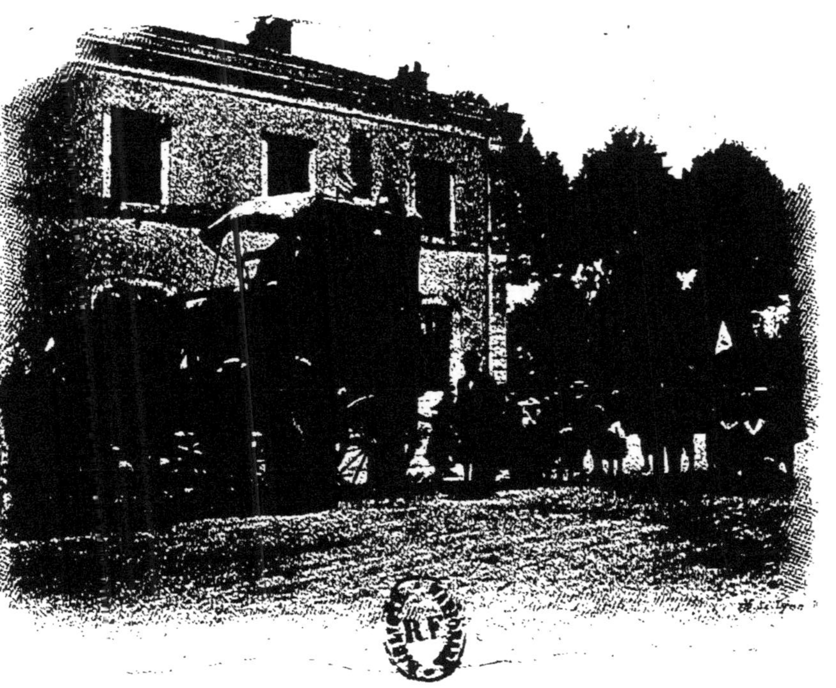

Planche XVIII. — Arrivée à la gare de Saint-Péray.
Œuvre municipale Lyonnaise.

Loire, elles refusaient avec un ensemble désespérant. Les unes nous faisaient observer qu'elles perdraient leur place si elles prenaient un mois et demi de congé — et c'était vrai —; les autres plus tristement encore nous disaient : que ferait-on à la maison si on n'avait pas les 30 sous que nous gagnons.

Quelques-unes hésitaient pour d'autres raisons, Elles s'imaginaient que nous allions les mettre en prison, qu'elles seraient soumises au régime cellulaire, qu'il leur serait défendu de chanter et qu'on les mettrait au régime de l'eau et du pain sec. Oh ! ces appréhensions du pauvre à l'égard du riche ! Oh ! cet amour de la liberté, de l'indépendance, cette fière et parfois hautaine dignité ! quel mélange de bien et de mal, de respect de soi-même et de préjugés ! *Enfin, nous parvînmes, à force de sollicitations, à décider 10 jeunes filles à nous suivre.* Au bout de 8 jours elles avaient fait une telle réputation par correspondance à notre ferme Charles-Théodore que les demandes affluèrent.

Au point de vue social, l'action des colonies scolaires ne saurait être niée : elles rapprochent l'enfant de la ville de l'écolier de la campagne.

L'enfant et sa famille, dit M. Gillard, ont noué des rapports avec les parents nourriciers qui l'ont reçu sous leur toit. Combien, parmi ceux qui m'écoutent, pourraient dire les lettres et les souvenirs

échangés, les invitations faites, les visites reçues
pour lier connaissance et remercier! Il y a là tout
un travail de pénétration de nos populations de la
ville et de la montagne dont j'ose augurer le plus
grand bien : rien ne dissipe les malentendus et
n'ouvre l'esprit comme de se bien connaître pour
pouvoir se mieux estimer.

Certains directeurs ont essayé de prolonger
au delà du séjour aux colonies les liens d'amitié
qui s'étaient formés entre enfants. M. l'abbé
Vallier a fondé, à cet effet, un petit journal fort
bien fait, *l'Echo des vacances de Verrières*.

C'est comme un trait d'union entre tous ceux
qui ont passé quelques semaines sous le même
toit, partageant les mêmes plaisirs, les mêmes
joies ; on y annonce qu'un tel est entré à
l'hôpital, c'est une invite à aller le voir ; un
autre, a eu un succès, on s'en réjouira ; un troisième est sans place, on s'emploiera à le caser.

M. Henry Bargy, étudiant les résultats intellectuels et sociaux des Œuvres du Grand air en
Amérique, nous donne de curieux aperçus sur
la façon dont elles sont conçues dans ce pays.

Nous ne pouvons résister au plaisir de donner
quelques extraits.

Il est curieux qu'on soit plus unanime à reconnaître l'influence saine des enfants sur leurs hôtes que celle des hôtes sur les enfants. « Ils ont laissé une bénédiction derrière eux, écrit un pasteur de village ; ils ont donné plus qu'ils n'ont reçu. Ils ont touché les cœurs... Les gens avaient entendu des sermons sur la beauté de la charité et les avaient vite oubliés. Mais ces petits ont été une leçon de choses, qui vivra longtemps dans les esprits. »

On est moins d'accord sur le bien que font les vacances à l'enfant ; on a soutenu qu'elles le rendaient mécontent du foyer paternel ; à quoi d'autres répondent que le mécontentement est le commencement du progrès, et que l'idéal de l'enfant se communique aux parents. Une petite fille, raconte-t-il, parlait tant de son voyage que son père s'informa de ses hôtes et s'écria : « On dirait qu'elle est allée au ciel, à la façon dont elle en parle. » Il cite de nombreux cas où l'enthousiasme de l'enfant a fait émigrer la famille à la campagne. Un séjour aux champs pour les petits des faubourgs, c'est la révélation de la nature ; ils en sont si ignorants qu'un d'eux, à la vue des vaches ruminant l'herbe, s'écria en s'adressant au fermier : « Est-ce que vous leur achetez à toutes de la guimauve à mâcher ? » Il y en a qui, sans la connaître, la désirent. Un jour, d'un pont de New-York, sous lequel passe un chemin de fer, une petite fille pauvre jeta sa poupée sur un

train. « Qu'est-ce que tu fais ? » lui demanda la maîtresse qui la promenait. « C'est pour qu'elle aille
voir la campagne », dit la petite.

L'Œuvre du grand air n'atteint son plein effet que
quand les enfants forment avec leurs hôtes des ami-
tiés pour la vie. D'après les dernières statistiques,
2,000 d'entre eux ont reçu des lettres qui les réin-
vitaient pour l'année suivante. Une année, un des
gamins, en arrivant à la campagne, avait si mauvais
air que personne ne voulut de lui : on le remmenait
tout en larmes, quand un boucher sortit de sa bou-
tique et l'invita ; un bain le transforma ; la famille
s'intéressa à lui et le fit revenir chaque année ; il a
maintenant une bonne position et est marié.

M. Parsons conte qu'un jour, dans une banque, un
jeune homme bien mis l'arrêta et lui dit : « Vous
ne me reconnaissez pas ? Je suis Henry C... — Oh !
le petit à qui Mme X... avait fait un costume, avec
les manches d'une autre couleur. — Oui, je ne sais
si c'est l'effet du veston d'Arlequin, mais ces deux
semaines de vacances ont changé ma vie ; voyez'
ajouta-t-il en montrant les fonds qu'il déposait, ma
maison a confiance en moi. Je sortais du fond
des bouges, et je dois mon progrès à l'intérêt que
m'ont toujours porté mes hôtes de la campagne. »

Un gamin de dix ans, que ses hôtes offrirent de
garder, écrivait au bout de quelques mois à sa
mère : « Chère mère... je mène les chevaux, je fais

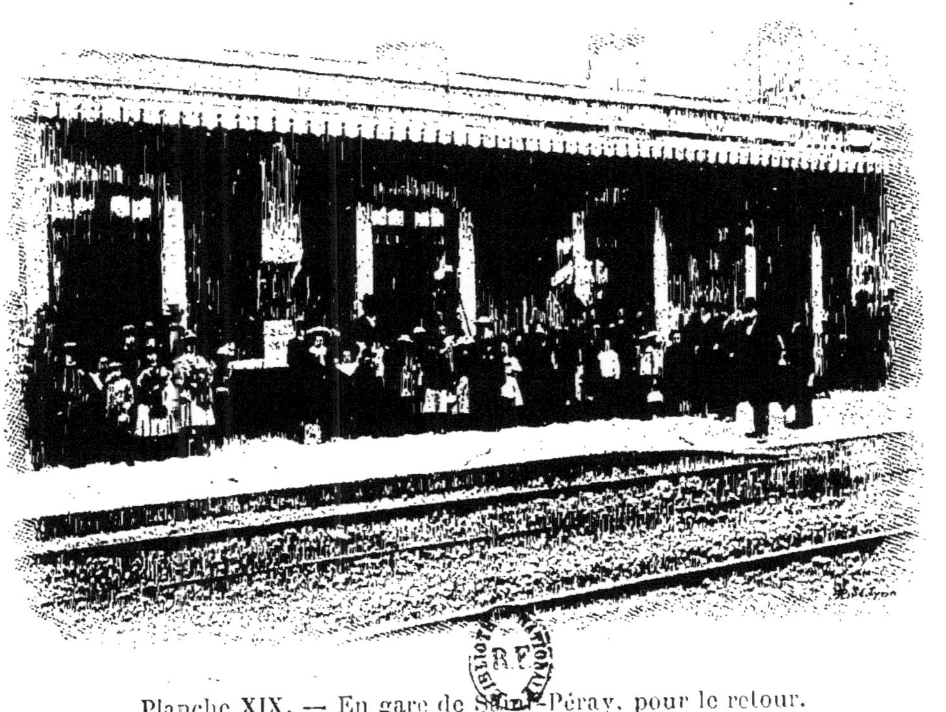

Planche XIX. — En gare de Saint-Péray, pour le retour.
Caisse des écoles, Hôtel de Ville, Lyon.

lever mes vaches, je les nettoie, je vais bien et j'ai un pommier de six pieds de haut et j'ai eu un pantalon neuf et une paire de bretelles ; nous avons tué un cochon et une vache, et M. D... a donné la peau de la vache pour me faire des souliers et je vais à l'école demain, et je veux dire à Lizzie, Pauline, Charley, Christie, Maggie, George et à vous tous de m'écrire et, s'ils le font, à Noël je vous enverrai à tous quelque chose de joli. » L'année suivante, la mère mourut, et l'oncle rappela le petit pour lui voler ses économies ; il le fit travailler dans un atelier au fond d'une cave, et coucher dans une chambre sans fenêtre. Au bout de trois jours, l'enfant profita d'une commission pour se sauver dans la rue ; il reconnut le tramway qui l'avait amené de la gare et suivit les rails en sens inverse ; il conta à l'employé de la gare qu'il était un des petits de l'Œuvre du grand air, et on lui donna un billet ; il gagna la maison de ses hôtes. Aujourd'hui, il cultive sa propre ferme, qu'il aura bientôt fini de payer.

Il faut toujours conclure par un mot de médecin ; un docteur écrit, avec le réalisme de sa profession :

« Je crois que l'Œuvre du grand air est le meilleur emplâtre que nous ayons à appliquer sur d'injustes conditions sociales (1). »

(1) *Idéal du Foyer*, août-sept. 1903.

CONCLUSION

Nous voici arrivé au terme de notre travail. Le lecteur en tirera les mêmes conclusions que nous, car il est maintenant, comme nous le sommes nous-même, absolument convaincu de l'utilité et de la nécessité des œuvres du grand air. Il importe que cette récente manifestation de la bienfaisance prenne place à côté de la charité qui donne le pain à ceux qui ont faim.

Nous souhaitons que ceux qui se passionnent pour l'amélioration de la race chevaline ou pour le perfectionnement mécanique de l'automobile, ouvrent aussi largement leur bourse pour encourager ce sport, autrement utile, qui est le relèvement physique et moral de notre génération.

Nous souhaitons encore que celui qui poursuit un idéal de bienfaisance, celui qui a conscience de ses devoirs d'homme et de citoyen, vienne à ces œuvres qui ont déjà donné de si beaux résultats pratiques avec un minimum de déboires.

DIJON. — IMPRIMERIE DARANTIERE